「ちょっと困った」から「発達障害かな？」まで

トリプルP
Positive Parenting Program

前向き
子育て
17の技術

改訂第2版

編集	加藤則子	十文字学園女子大学 教育人文学部幼児教育学科
	柳川敏彦	南紀医療福祉センター小児科
協力	特定非営利活動法人 Triple P Japan	

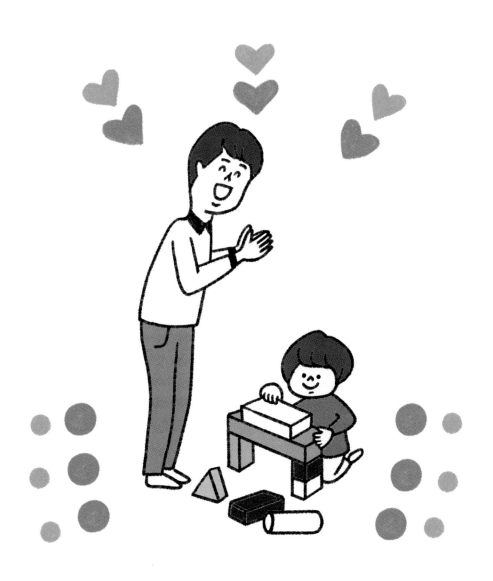

診断と治療社

●●●● 執 筆 者 一 覧 ●●●●

●編集●

加藤則子
　　十文字学園女子大学教育人文学部幼児教育学科　教授
柳川敏彦
　　南紀医療福祉センター小児科／院長

●分担執筆者（執筆順，肩書き省略）●

加藤則子
　　十文字学園女子大学教育人文学部幼児教育学科
秋山千枝子
　　あきやま子どもクリニック
澤田いずみ
　　札幌医科大学保健医療学部看護学科
鈴木裕美
　　香川大学医学部公衆衛生学教室
白山真知子
　　フラハ大阪心理発達研究所
藤田一郎
　　福岡女学院大学人間関係学部子ども発達学科
松岡かおり
　　特定非営利活動法人 Triple P Japan
柳川敏彦
　　南紀医療福祉センター小児科

（他に，執筆協力者として文中記載）

序　文

　本書の初版を上梓してから早くも 11 年半がたちました．その間多くの保護者にトリプル P を届け続け，前向きな気持ちになっていただくお手伝いができたことを，とてもうれしく思っています．おかげさまで本書も好評のうちに在庫が品薄となり，幸いにも，増刷の機会に改訂をすることのご提案をいただきました．

　その間の進展は何といっても，多くのファシリテーターの心強い活躍ぶりです．そして多職種から成る専門家が，精力的にトリプル P 活動を進め，見識を深めてきています．トリプル P を受講した保護者の皆さんからも，子育てが楽しくなったなどの，多くの声が寄せられました．改訂においてはこういった蓄積を反映することに，力を入れました．

　最近の保護者の声に関しては，新たに澤田いずみ先生と鈴木裕美先生に執筆をお願いしました．小児科医の立場からは，新たに藤田一郎先生に，地域の子育て支援実践の専門家として，松岡かおり先生に執筆に加わっていただきました．臨床心理士の白山真知子先生，看護職で大学教員の澤田いずみ先生は，専門家としてかつてお書きくださった内容を一新してくださいました．白山真知子先生は，現在鋭意活躍中のファシリテーターの皆さんを選りすぐって声を集めてくださいました．鈴木裕美先生は，新しい項目として，非認知能力の向上やネット依存の予防にもトリプル P が役立つことをお書きくださいました．

　初版発行後，トリプル P の様々なオプションが新たに導入されましたが，その際，柳川敏彦先生が科研費を取得するなど，その翻訳にご尽力くださいました．柳川先生は NPO 法人 Triple P Japan の理事長の任にもあられます．

　コロナ影響下で，親子の関わりがより難しくなっているなか，オンラインを活用しつつ感染予防にも配慮しながらトリプル P を効果的に届けていく必要を痛感しているところです．

　末筆になりましたが，改訂に関するご労を取ってくださいました，担当の寺町多恵子さん，桐生智子さんに深謝申し上げます．

令和 4 年　4 月吉日

十文字学園女子大学教育人文学部幼児教育学科　加藤則子

序　文

　2010年9月の本書の発刊から10年以上が経過しました．トリプルP関係諸氏のたゆまぬ努力とトリプルPのプログラムに参加いただいた養育者，保護者の方に心からお礼を申し上げたいと思います．

　プログラムを通して，お母さん，お父さん，そして健やかに成育する子どもたちの笑顔に触れ，まさに「親が変われば子どもも変わる」というトリプルPの合い言葉を日々実感することができ，私たちが日本に導入したトリプルPが多くの方によい影響をもたらしていることを大変うれしく思っています．

　初版発刊時点では，日本に初めて導入したグループトリプルPの他に，レベル3のプライマリケアトリプルP（1対1の個別），レベル4のステッピングストーンズ・グループトリプルPが展開できていましたが，初版の発刊以降，地域での子育て支援を充実できるように，トリプルPの5段階レベルをできるだけ多く日本に導入したいと考え，レベル2のトリプルPセミナー，ティーントリプルPセミナーを加え，さらに新型コロナウイルス感染症の感染予防としてパソコン，タブレット，スマホでも学べるトリプルPオンラインの導入にも力を入れてきました．

　多段階のレベルが導入できたことは，養育者のニーズに応えたいという強い気持ちからですが，地域において「すべての親」というポピュレーションアプローチによって，日本の子どもの「心の育ち」を期待し，安心感（私は守られているから大丈夫），自己肯定感（私は自分が好き），人への信頼感（人とつながることは楽しい）という3つの「生きる力のエッセンス」が得られるのではという大きな個人的な夢へとつながります．

　第2版の発刊を支持してくださった「診断と治療社」様には，心から感謝を申し上げ，今後の子どもたちへのさらなる笑顔を求めたいと思います．

令和4年　4月吉日
南紀医療福祉センター小児科　柳川敏彦

初 版 の 序

　かんしゃく持ち，ベッタリくっついて離れないなど，子どもの成長過程では気になることや頭の痛いことでいっぱいです．少しでも楽な気持ちで子育てをしてもらえたら…トリプルPにはそんな願いが込められています．子育て場面の1つ1つが積み重なって，子どもと過ごす日々が織り成されていきます．子どもと過ごす年月は子どもの人格を形成していきます．これらを大切にすることで，いろいろなこころの問題が起こるのを未然に防ぎ，つぎの世代が健全に育っていきます．

　本書はトリプルPシステムにおけるレベル1の位置づけにあります．子育ての悩みは誰にでもあり，決して恥ずかしいことではありませんから，迷わず助けを求めて欲しいという親への願いです．そして支援する側の方々やその活動基盤となる組織の方々に，トリプルPが健全で前向きで，問題をかかえる家族が決して差別視されることがないよう配慮されたシステムであることをお伝えするものです．本書はトリプルPファシリテーターの仲間が，トリプルPについて知ってもらうためにあちこちで2時間程度の講演をするような，そんな内容となっています．

　トリプルPは，その有効性と安全性を裏づけるために十数年の年月と労力がかけられています．プログラムが，ある家族にとっては有効だけれども別の家族にとっては危険かもしれないということでは困るからです．したがって，これを広めていくための質の管理もきわめて厳重です．ルールが厳しい分，世に知れわたるには時間を要するわけですが，やはり少しでも多くの困っている親が救われるために，より多くの専門家や意思決定をする立場にある方々に知って欲しいという思いが強く，本書を企画しました．

　原稿を辛抱強く待ち，さまざまなわがままにこたえてくれた担当の寺町多恵子さんにこの場を借りて感謝いたします．

平成22年　8月吉日

国立保健医療科学院生涯保健部　加藤則子

初 版 の 序

　「公共の場所(電車の中,病院の待合など)で子どもが,じっとしないで走り回っている,あるいは奇声や大きな声を出して騒いでいる」このような状況に遭遇した時,あなたはどう思いますか?「子どもがどうしたのか心配に思う,この子の親はどこにいるのか,どうして親は子どもに注意をしないのか」など,いろいろな感情が出てきますが,その場にいた大人の方は,親を責める気持ちをより強く持ってしまうことが多いようです.

　発達障害の子どもの場合,このような場面は日常茶飯事です.発達障害の子どもを持った親は,周りの目を感じて,自分の思いや意図に反した行動をとってしまったり,自分はこのような場面にどのようにしたらよいのかわからないと悩んでいます.最近では電車に乗ると,自閉症であることを示すカードをつけている子どもを見かけることもあり,親が悩み,戸惑っていることが手に取るようにわかります.

　最初の場面で,子どもが発達障害であるのでは,あるいは親が悩んでいるのではと思った方は,どの程度いたでしょうか.

　「発達障害とトリプルP」は,日常で起こる子どもとの関係で悩んでいる,戸惑っている保護者の方に,「こんなに実践的ですぐに役に立つアイデアがあるのだ」と知ってもらいたいことがまず一番です.本書を読むと実は,子どもを持つすべての親に当てはまることであることに気づいていただけると思います.親が変わると子どもによい変化が生まれます.そして本書は,子どもに関するさまざまな専門家(保育士,教師,医師,看護師,保健師,助産師,ソーシャルワーカーなど)の必携書であると確信します.子ども(教えられる子 = Pupil),親(Parent),そして専門家(Practitioner)に役立つ,前向き子育てプログラム(Positive Parenting Program)トリプルPに是非,触れてみてください.

平成22年　8月吉日

和歌山県立医科大学保健看護学部　柳川敏彦

● ● ● ● 目　次 ● ● ● ●

子どもとの関わり方がよくなる17の技術

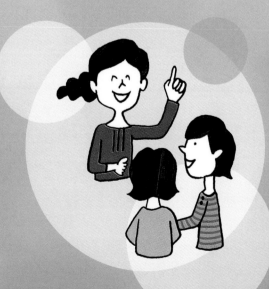

1 トリプル P とは

本書は，トリプル P という育児のプログラムの理解の助けとなることをねらって著されたものです．トリプル P はオーストラリア・クイーンズランド大学の教授で家族支援センター所長である Matthew R. Sanders 氏（以下，サンダース教授）によって約 30 年前に創始されたものです．この名称の由来は，プログラムの名称，前向き子育てプログラム（Positive Parenting Program）の頭文字が 3 つの P であるため，3 つの P すなわちトリプル P という愛称となっています．

このプログラムを理解するには，このプログラムの名称ともなっている，「前向き子育て」という言葉が含む意味を明らかにすることが重要ですので，まずこの点についてふれていくことにしましょう．

【加藤則子】

2 子育てが前向きであるということ

近年，わが国では，子育てに困難を感じる親が増えてきています．現代の子育て環境は，かならずしも子育てが楽しいと思わせるものではありません．その結果でもあり原因ともなっている少子化は，社会の危機と受け止められ，子育て支援対策の重要性が強調されています．

少子化が進み，コミュニティの機能が希薄になっているなかで，子育て中の家族はおもに核家族として孤立し，育児技術が伝承されぬまま育児不安に陥っています．孤立した親子はメンタルヘルスのリスクに陥りやすいのです．コロナの影響下で，状況はさらに深刻になっています．

少子化が進み，子育ての暗い面が強調されるにつけ，小児保健を専門とする筆者はかつて，子育ての何か肯定的な面を見い出せないかと頭をひねり，さしあたり思いつく点をいくつかひろい，子育ての励ましにしようとしたことがあります．子育ての肯定的な面を次に挙げます．

1　子育ての肯定的側面（加藤私案）

① 人間的な成長

　育児という「修業」により，人間的に成長できます．困難に立ち向かい，あるときは堪忍袋の緒をギュッと引き締め，あるときは泣き出したりしながら，かつてよりずっと自分自身が成長していることに気づくでしょう．

② 経験

　育児というこれまでの人生にはなかったことをすることにより，いろいろな新しい経験ができます．困った場面をどう切りぬけるかを思案することにより，新しいアイディアを生む創造性が発揮されます．

③ 興味

　子どもと付き合うのは面白いことです．子どもの発想には，大人の想像を超えるユニークなものがあります．気分的にゆとりがあれば，子どもの言っていることを聞いているだけでも，とても楽しいことです．子どもはとても素直です．大人にありがちな知性による抑制がないので，むき出しの人間の原型ってこうなのかと興味を感じながら観察することができます．

④ 健康

　小さい子どもを育てる生活は健康要素にあふれています．子どもに早寝早起きをさせるわけですから，親もそれに応じて早い時間に起きられるよう，早寝を心がけます．子どもに風邪がうつることのないよう自分自身，うがい，手洗いを心がけるようになります．子どもを追いかけまわすと，子どもはよく動くので自身も動くことになり，それによりよく食べ代謝がよくなります．

　このように子どもと一緒にする暮らしは，健康要素にあふれています．

⑤ 人のつながり

　子どもを通じての人間関係は，それまでの人生とは違うタイプのものに恵まれます．子育て場面でいきづまり，どうしても人の助けを得なければならないとき，おのずと人の助けを借りることのできる能力が育ちます．子どもを通じて得た友だちもまた人生の宝となるでしょう．

　このように，筆者は子育ての明るい面にあえて光を当てて，子育てをする人をはげまそうと試みたことがあります．この点について，トリプル P（前向き子育てプログラム）の創始者であるサンダース教授はどう考えているのでしょうか．

　サンダース教授が子育てについてたとえて言っているものによると，1 日 24 時間労働，休日なし，無給のみならず持ち出しがいる，急な出費もある，いつでも雇用できるが…というような具合です．サンダース教授は子育てを基本的につらい重労働と捉えています．ただ，それだけで

はなく，救いとなる材料も示しています．

　多くの親は子育てを報いのあるものと感じています．また，多くの親が自分の子育てに自信を
もっています．親たちは育児に取り組んでいくこころの力が十分あると指摘し，これを伸ばして
いこうと訴えています．

　そういったこころの力を推進していこうとするのが前向き子育ての考え方です．

　子育ての前向きという言葉の含む意味も多様です．子どもと好ましい関係をつくっていく子育
ての仕方という説明がもっとも手短かだと思いますが，それも含めた幅広い意味の持たせ方をし
ていると思います．親が子育てのよくできている面を認め伸ばしていくやり方というのも，前向
きという意味の含みでしょう．

　「前向き」の含みの 1 つに，ものごとを表現する言葉に否定形を用いないというのがあります．
子育てプログラムの技術で「して欲しいことを伝える」というのがありますが，「○○しない」
という言い方でなく，かならずその反対のこと「○○をする」と伝えます．肯定的な表現で伝え
ることで自分(親)にも相手(子ども)にも安定感が生まれます．

　「前向き」をもっと広く捉えたところとしては，地域での親のあり方と姿勢ということがあり
ます．一般化という言い方もされますが，すべての親にとって，子育ての取り組みは健全で正常
で差別されないものだという考え方です．すべての親のよりよい子育てをしたいという願望を受
け止め，前向き子育てプログラムのシステムで対応してあげようとするものです．こうすること
で親は育児の早い時期から，困ったら"助けて"と叫んでいいのだと理解し，早期からの予防対
応につながります．

　トリプル P 前向き子育てプログラムに出会う以前，すでに筆者は具体的で分かりやすいプラク
ティカルなものに練り直していく，ユーザーフレンドリーなオーストラリアの文化に惹かれて
いました．20 世紀の終わるころ，西オーストラリア州カーティン工科大学で 1 週間過ごしたと
きのことです．トリプル P が日本上陸したころの NPO 法人トリプル P ジャパン代表であった梅
野裕子氏がカーティン工科大学に留学中は，そんな背景もあって，意識的に連絡をとらせていた
だきました．彼女のスーパーバイザーがクイーンズランド州生まれのトリプル P を知っていたの
は，トリプル P がオーストラリアでよく知られていることを物語っています．

　本書を一緒に編集しているトリプル P ジャパン代表理事である柳川敏彦先生がトリプル P と
出会ったのは，クイーンズランドで児童虐待の学会があったときのことでした．発祥の地ですの
で，当然のことかもしれませんが，州内で十分知られたプログラムの 1 つであることに違いあり
ません．

　オーストラリアの文化の特徴の 1 つは，よいものはユーザーに届けやすく配慮されているとい
うものだと思いますが，トリプル P はそのよい例の 1 つだと思います．これにより，地域の親
は前向きにこのプログラムにアクセスしていけるのだと思います．

2　前向き子育ての 5 原則

　サンダース教授がトリプル P の内容について説明するとき，かならずと言っていいほど，前
向き子育ての 5 原則から入っていきます．具体的には 17 の技術を適宜応用することにより子ど

もとの関係を好ましくしていくわけですが，サンダース教授はこの5原則がトリプルPの核心であると言っています．トリプルPは世界25カ国で実践されていますが，トリプルPが多文化間で共通に有効であるのは，この前向き子育ての5原則が，文化を越えて共通のものであるからです．

この前向き子育ての5原則がトリプルPの基礎にあって，それが17の技術に発展していっているのだという説明をサンダース教授から聞いたことがありますが，筆者のもっている感覚としては，17の技術を工夫して使って，前向き子育て5原則に謳われていることを実現していきましょうというほうが分かりやすいかと思います．以下に述べる5原則は，ごくあたりまえの事柄であるだけに，深い含みがあります．

① 安全で活動的な環境作り

5原則の第1に危険防止が取りあげられているのは印象的です．とくに家庭内に事故の危険性のある場所がないようにしておくことが重要視されています．

オーストラリアは子どもの事故防止の取り組みがさかんで，大小の自治体に家庭内事故防止のディスプレイや啓発，媒体作成をやっているところがあります．それは，決して子どもにケガをさせてはいかん！　という窮屈なものではなく，安全で快適な居住空間づくりという創造的なメッセージをもっていることが特徴です．

第一原則に子どもの事故防止が入ってくるのはこのような背景にもよるのでしょうか．大事な子どもの安全を守ることはもちろんですが，家庭内で子どもにとって危険なものが多いと親にとってもストレスとなり，また子どもに禁止することが増えます．禁止のための言葉がけに終始してしまうと，せっかくの子どもと建設的な関係をつくるための関わりを持つ余裕が減ってしまいます．後に述べますが，前向き子育ての言葉がけというのは，「○○しましょう」という言い方で，決して「○○してはいけません」というものではないのです．禁止のための言葉がけばかりしていると，前向き子育てのためにはマイナスということになるわけですね．

② 積極的に学べる環境づくり

子どもが積極的に学べる環境というのは，子どもが何か聞いてきたときに，関心を示してあげて，何かを学んでいく手助けをしてあげられる環境のことです．子どもが何かに興味を示したときに，すぐに反応してあげられるように，子どもの様子に気を向けていなければなりません．ここでいう学ぶというのは，学校の勉強の内容のようなことだけではなく，生活をしていく上で必要な技能を覚えたりすることも入ります．好ましい行動を学ぶというのは，好ましい行動をしたとき，そのことを分かりやすく具体的に褒めることで，それが好ましいことだということを学ぶことです．学びというのは，気づきのことでもあると思います．何かに気づく途中で子どもにとっては周囲の大人からの助けが大切になることもありますので，このような状況が整うのがよいことだと思います．

③ 一貫した子育て

子どもにとって，同じ行動があるときは好ましいとされ，あるときは好ましくないとされると，

5

混乱のもととなります．つねに同じ基準で対応していると，子どもも自分をコントロールすることを覚えやすいのです．好ましくない行動をしたら，その直後に，もしくはできる限りその後速やかに，それが好ましくないということを伝えます．場合によっては，あらかじめ決めておいたルールに従って，好ましくない行動に関係しているものを一定期間取り上げたりします．好ましくない行動だとはっきり分かってもらうためです．

このプログラムは，子どもに分かるように伝えていくことの重要さを強調しています．一貫した態度というものは，分かりやすく伝えていく上で，とても有効なことであるわけです．

④ 現実的な期待

子どもは成長の途中にありますから，できることもあればできないこともあります．子ども自身にとって得意なこともあれば不得意なこともあります．子どもにとって無理なことを期待すると，子どもにとっても親にとってもストレスの元となり，好ましい関係をつくることの妨げとなります．

親は自分自身に対する期待も現実的なものであったほうが楽です．自分が完璧な親でなければならないと追い詰めると，精神的に不安定で落ち込んだ状態となります．精神的に悪い状態にあると，肯定的に子育てに向かうことができません．

現実的な期待をもてば，いろいろな展開が予測可能な範囲で起こるので，前もって計画したように対処できることも多く，落ちついた気持ちで育児をすることができるわけです．

⑤ 親としての自分自身をケアする

滅私奉公（めっしほうこう）という言葉があるように，日本では，自分を犠牲にして何かにつくすことが美徳とされることが多かったように思います．しかしそれだけでは疲れてしまいます．子育てにストレスがあって当たり前なのだから，親はそれにさらされた心身を癒していいのだし，むしろ子どものためにそうすべきなのです．つい子どもにばかり目がいってしまい，こういうことが抜けてしまいがちです．

親としての自分をケアするということは，パートナー同士の関係をよく保つための工夫も含みます．子どもから離れて2人でリラックス，リフレッシュすることの重要性は，欧米の文化としては古くから認められていますね．こういうときに，互いの意見の違いなどもよくすり合わせておけば，子どもの前で言い争いをすることが避けられ，またしつけも一貫したものとなります．

サンダース教授はこの「親としての自分自身をケアする」の項の説明のときに，パートナーと日常生活を円滑に営むヒントにも触れています．パートナーと衝突が起こりやすいハイリスクタイムは，ウィークデーの場合，どちらか遅いほうが帰ってきて家に揃っているようになってから1時間以内，このときにカッカしたりイライラしやすいのです．それを知って，いつも注意していれば，不要な衝突が減るかもしれませんね．

【加藤則子】

3 子どもの問題行動の原因は？

　子どもの行動はどのように形づくられるのでしょうか．

　子どもはどう振る舞えばいいのかをいろいろと学んでいます．家族の人のしている行動を真似します．そのようにするものだと思うからです．そして，自分がした行動がどうだったのかを知りたいので，周囲の反応を気にします．その行動がダメだと言われれば，ダメだと理解します．その行動をしたことで，何もおもしろいことが起こらなければ，意味のない行動だと理解します．ある行動をして，何か欲しいものが手に入ったり，おもしろいことが起こったりしたら，その行動をさらにやろうとします．このように，行動を増やす働きかけを，行動科学では強化子とよびます．これが，よい行動も悪い行動も増やすので，使い方次第ということになります．そして，このよい行動を増やすやり方の工夫が「17の育児技術」などで展開されています．

　その行動をしたほうがいいとか，その行動は止めたほうがいいとか，そういったことが適切に伝わらないために，問題行動が起こるという場面は多くみられます．

　子どもの行動は，そのときの気持ちのあり方に影響を受けます．体調が悪かったり，栄養が不十分だったりして，思うような行動が取れないこともあります．親から否定的な言葉をかけられてばかりいたり，親から言葉によって傷つけられたり，親から悪い子だと言われて罪の意識を強くもったりしていると，気持ちがめいって好ましい行動をとりにくくなります．親が怒りにまかせて対応していると，子どもを傷つけ，また子ども自身も自制心を失いやすくなります．

　親が子どもに対し，否定的な言葉をかけたり怒りをぶつけたりしがちなのは，親自身が落ち込んだ気持ちである場合が多いです．親が，自分自身を傷つけ，さいなみ，不愉快な気持ちにする考えをもっていると，それが子どもへの態度となって現れ，結果，子どもの問題行動を起こしていくわけです．

　また，人の行動は，対立した状況にあってエスカレートしていくという傾向があります．そういうものだということを理解して，それに陥らないように工夫しようとすると，解決の手口は見つかりやすくなります．

　問題に対して，適切な対応をせずほうっておいてしまうということもありがちです．この年齢の子どもにはよくあることだからといって様子をみるだけだったりすることもよくあります．いよいよほうっておけない状態になってからの対応は，順序を立てた有効な対応とはなりにくいです．

　これらの概略を図解してみました（**図Ⅰ-3-1**）が，これら1つ1つについて，具体的な場面などを想定しながらもう少しくわしくみていきましょう．

生まれついての行動の特徴（P8）	伝わった情報に反応して起こる行動（P9参照）		
	見聞きからの学習	伝えられたことを理解しての行動	行動への反応に基づいての行動
	・親のしたことを真似る	・指示の仕方が不適切で子どもがうまく従えない	・間違った行動に褒美を与えてしまう ・好ましい行動を無視してしまう

とかく起こりがちな行動（P21参照）	
・感情がエスカレートする	・行動を放置して悪化する

気分や体調の影響（P24参照）		
疲労，空腹，発熱など	親の言葉に傷ついて動揺 ・親が感情的なメッセージを投げる	親の気分に影響されて動揺 ・悪いことが起こったのを自分のせいと親が落ち込む ・親同士の関係の悪さからくる親の精神不安定

図Ⅰ-3-1　子どもの問題行動の起こり方（どこで問題が起きるか）

1　もって生まれた行動

　人間は，生まれついての行動の特徴があります．それは遺伝的に規定されていると考えられています．扱いやすく活発な赤ちゃんもいれば，気難しい赤ちゃんもいることが，赤ちゃんの気質研究で分かっています．ただ，扱いやすい赤ちゃんからまったく問題行動が起こらないわけでもなく，気難しい赤ちゃんが問題行動の少ない子どもに育つこともあります．子どもの行動の特徴は，年齢を経るにつれて変わっていきます．生まれてからの関わりも，それに関係しているかもしれません．

　遺伝的な素因として，行動上のリスクをもっていても，生まれてからの対応で行動上のリスクがさらに深まって大きくなることもあれば，対応の工夫次第ではその設定のなかで行動の問題を最小限におさえることもできます．

　トリプルＰのような家族を支援するプログラムは，子どもの発達を促し，好ましい行動を増やしていくことで，同じ生まれつきの条件のなかで，なるべく親も子も社会のなかで楽に生活していけるように力になろうとしてつくられているわけです．

遺伝的な
素　質

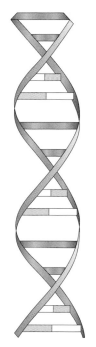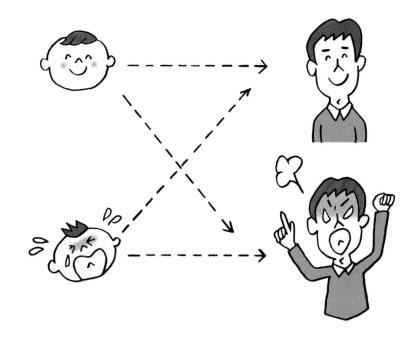

2　伝わった情報に反応して起こる行動

　人間の行動は，生まれつき備わったものもありますが，たいていは何か外からインプットされた情報に応じて起こります．そのあり方は極めて多様ですが，ここではそれが問題行動につながる可能性のある場合に絞ってふれたいと思います．問題行動がどのようにして起こるのかの理解の助けとなるでしょう．

① 学習しての行動 ― 人の行動をまねる

　インプットされた形が行動につながるシンプルな形の1つです．子どものまわりで家族が問題となる行動をしていれば，子どもはそれを真似して学んでしまいます．小さい子どもは，基本的にどうやって振る舞えばいいのか分からない状態にありますので，周囲の人のすることを懸命に観察します．そして，人が何かやっているのを観察したなら，そう振る舞えばいいのだろう，そう振る舞うものだと思うのです．このように人のしていることを見て学んでいくということは，社会学習理論とよばれています．

　イラストは少しコミカルに，親の真似をして玄関から汚い足のまま家にあがって足あとをつけていく子どもの様子を描いています．これは，普通の生活においては頻繁に起こることではないかもしれませんが，親がつい無意識でやってしまっていることを子どもがしっかり真似してしまうということは，恐ろしいくらい多いです．よく，子どもは親の言うようにはせず，するようにする，といいますが，親が実行していないことを子どもにしろと言っても，子どもにはあまり効き目はないでしょう．

　社会学習とは悪い行動を真似る側面ばかりではありません．子どもは基本的な生活習慣のほとんどを一緒に生活している親を見て学んでいくわけです．見て真似をしてくれているので，基本的には助かるわけです．1 つ 1 つ言葉で伝えるとなると，気の遠くなるくらいたくさんの言葉で伝えなければならないかもしれませんね．

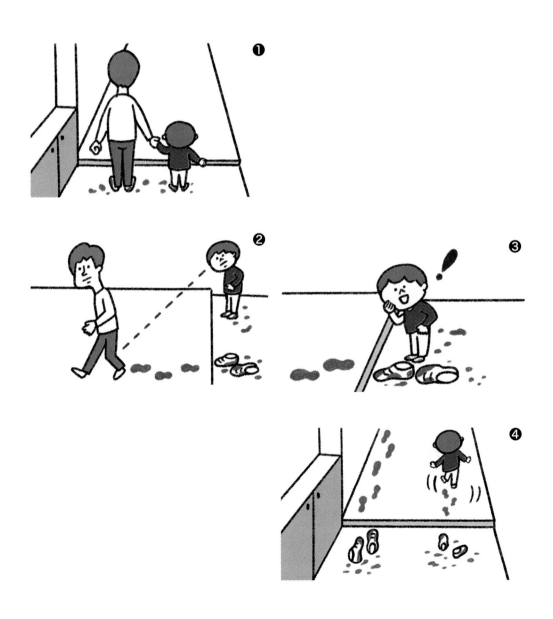

② 伝えられたことを理解しての行動

　伝わった情報に反応して起こると考えられる行動の1つが，伝えられたことを理解しての行動といえると思います．しかしこの伝わり方がいろいろで，そのためにいろいろな行動のエラーが起こります．ここでは，メッセージの伝え方が原因で思わぬ行動が起こっている様子をみてみましょう．

a. 指示の仕方

　子どもに何をして欲しいか伝えるときは，その年齢の子どもに分かるように伝えなければなりません．これが十分に分かるものでないと，指示の通りに行動することはできますが，指示で意図した行動とは違う行動をとることになり，それが問題行動の部類に入っていくことになります．

1）多すぎる指示

　指示の分量は，子どもが理解して従うのに丁度よいものでなければなりません．1度に多くの指示をもらったとき，大人なら取捨選択して重要そうなものを優先して行動に移すということもできますが，子どもの場合はそれができずに，何が何だかわからなくなってしまい，言っていることに反応できなくなったりします．イラストの子どもは，家に帰ったとたん矢継ぎ早にいろいろなことを言われて，何もできなくなってしまっていますね．

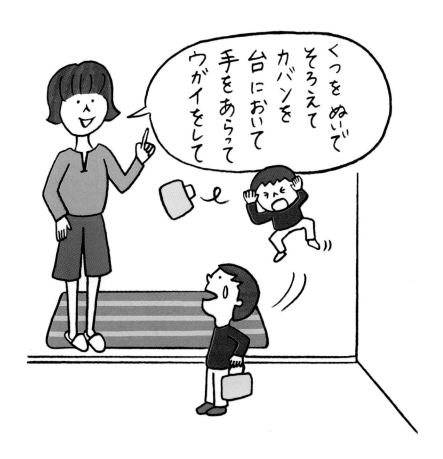

２）少なすぎる指示

　指示の分かりにくさの要素の１つに，指示が少なすぎるというものがあります．指示は子ども
が年齢相応に理解できるように具体的である必要があります．指示が子どもにとって少なすぎる
というのは，指示を一言聞いたらそれに従っていろいろなことを類推するだろうと，それが発達
段階のうえで，まだ無理な子どもに期待してしまうときに起きます．その場の状況からいろいろ
な付随したことが類推できるようになるのは，子どもが成長したり成人になったりすれば可能か
もしれませんが，幼い子どもには無理な場合も多いです．たとえば，イラストは流しで手をビ
ショビショにしたお母さんが「タオルを持ってきて」と言っています．普通は，手を拭くための
タオルがいるんだなと想像してタオルを１枚持ってくるところですが，幼い子どもにはそのよう
な話の脈絡がまだわかりません．見つかる限りたくさんのタオルを持ってきてしまい，お母さん
を驚かせています．この子どもにとっては指示が少なすぎたので，この場に当てはまらない行動
となってしまいました．

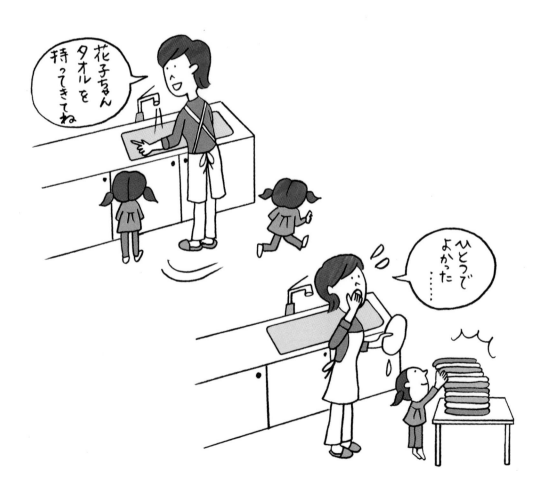

3）難しすぎる指示

　子どもにとって受けた指示が難しすぎると，どう解決していいのか分からず，結局何もできません．イラストのように，ちらかった流しを片づけてちょうだいという指示がどうして小さい子どもに難しすぎるのかというと，まず流しの高さが子どもの背丈には高すぎるので，踏み台などが必要になってきます．また，ゴチャゴチャにちらかったものだと，どう片づけていいのか手順が分かりません．

　難しすぎる指示の場合，大抵それを分解して，子どもにとって難しい部分は親が代わりにやってあげ，子どもに可能な部分は順を追ってできるように指示すると，全体が可能となります．

　トリプルPでは，順を追って細かく指示するよう勧めることが多いので，プログラムに参加する親のなかには，まだるっこしいとか面倒だなどと思う人もいるようです．確実にできるものから順番にためしてみるというのは，行動療法の考え方の流れをくむものだと思います．

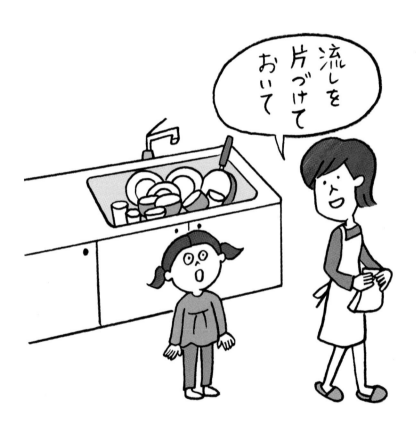

4）タイミングの悪い指示

　指示の内容が適切でも，タイミングが悪ければなかなか従えるものではありません．イラストは子どもがモグラタタキのおもちゃに熱中しているとき，何か指示が飛んできたという場面です．タイミングの悪い代表的な例は，テレビゲームをしたり，テレビをみたり，熱中しているときに何かを頼んだり指示したりすることでしょう．このような悪いタイミングをさければ，指示は受け入れられます．

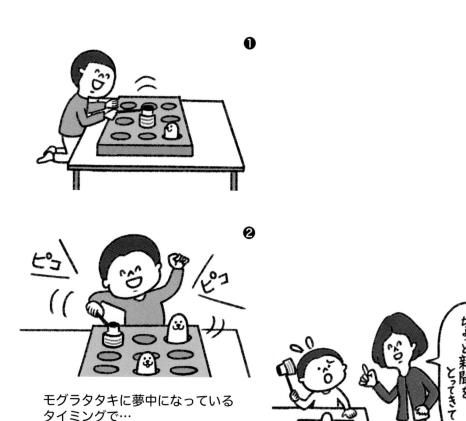

モグラタタキに夢中になっている
タイミングで…

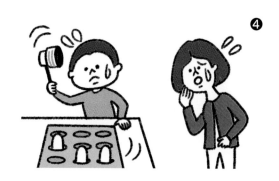

5）あいまいな指示

　子どもは何をすればいいのか分からない，どう振る舞えばいいのか分からない状態であること
が多いので，どうすればいいのかを具体的に伝えてあげる必要があると繰り返しいってきました．
何がいけないのか，どうすればいいのかをはっきり告げないでいると子どもは本当に分からない
ので，もし好ましくない行動をしていたとしても，そのまま続けてしまいます．イラストのよう
な「おばかさんね」という言葉掛けでは，止めて欲しいこと，して欲しいことが何であるのかが
伝わりません．

ジュースに息を吹きこんで遊ぶのを
止めて欲しいときに

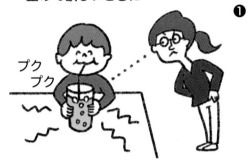

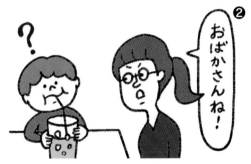

具体的にどうするかを伝えないと

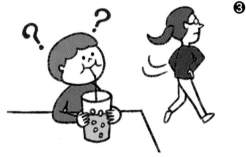

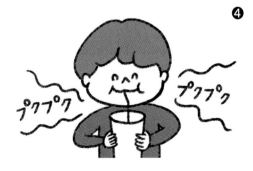

母の言っている意味が
分からなかったので続けています

b. あいまいなメッセージ

　相手に言葉を伝えるとき，言葉の内容よりも口調，口調よりも表情や身体を使ったジェスチャーなどのボディ・ランゲージがより重要な役割を果たすといわれています．ですから，言葉で伝えている内容と表情が矛盾すると，混乱の原因となります．2つの異なるメッセージが同時に伝わるからです．

　何か好ましくない行動をしていて，「いけません」と言葉で言っているとします．ただ，その行動がこっけいで面白かったりして，言葉ではそう言いながら顔が笑っていたりすると，メッセージを受け止める側はその行動が面白いからもっとやればいいのか，好ましくないから止めなければならないのかわかりません．

　イラストは筆者自身が経験したことですが，長女が鼻の穴に2本の箸をつっこんでいました．鼻の穴から2本の箸がだらりとたれ危ないのですが，それと同時に何ともこっけいです．それをやる長女の表情まで何ともユーモラスです．危ないし，変だし，小さい次女まで真似したら大変なので，止めさせなければなりません．そこで，「やめなさい」と言いましたが，気持ちのどこかで吹き出しながら面白がっています．きっと顔にも出ているでしょう．このとき，長女に危ないし，変だから止めたほうがいいということがうまく伝わったでしょうか．矛盾する2つのメッセージが同時に発せられたのですから，きちんと伝わらなかった可能性も高いです．

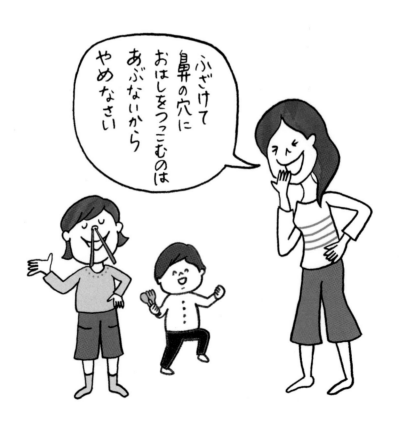

③ 行動への反応をみて起こす行動

a. 間違って与える褒美

　子どもは，ある行いを褒められたり，その行いをしたことで欲しいものが手に入ったりすると，その行いをすれば褒められたり欲しいものが手に入ったりするということを学び覚えます．褒められたり，欲しいものが手に入ったりは，その行動に対する褒美になるわけですから，褒美をもらえば，その行動はさらに繰り返されやすくなるわけです．よい行いに対してこういった褒美は，おおいに与えて欲しいものです．

　しかし，育児中の親は，どうかすると，好ましくない行いのほうに対して，こういった褒美を与えることになってしまうことがあります．そうすると，その好ましくない行動をするとよいことがあると思い込み，ますますその行動をすることになります．与えるべきでない場合に，褒美を与えてしまう状況，これを「間違って与える褒美」とよびます．

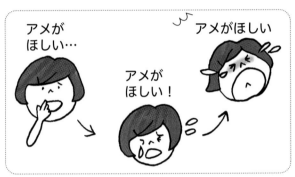

アメが
ほしい…

アメが
ほしい！

アメがほしい

この行動を
強化しよう
なんて
思っていませんよね

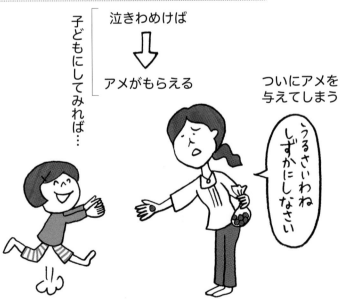

子どもにしてみれば…

泣きわめけば

⬇

アメがもらえる

ついにアメを
与えてしまう

うるさいわね
しずかにしなさい

＝

でも，思いもよらぬ
ことですが，こういっ
た行動に対する褒美
になってしまってい
るのです

だから，行動は繰り返されます

　トリプルPで取り上げる子どもとの関わり方はいろいろな理論がその基本にありますが，ここで取り上げられているのは行動理論です．行動理論を形作っているものの1つに強化子という考え方があります．ある行動をしたことで，何かよいことがあると，人はさらにその行動をするように促されます．そういった「よいこと」は，行動を促すための強化子となっているというわけです．ふつう，獲得して欲しい好ましい行動を増やすために強化子が使われますが，今問題にしている事柄に関していえば，よくない行動に対して，図らずも強化子の部類のものを与えてしまったことになっているという例です．

　前出のイラストは，時間を決めてアメをあげるというルールがある設定で，もらえる時間でないときに子どもがアメを欲しがるという場面を示しています．子どもはどうしてもアメが欲しいので，メソメソし，ついには泣きわめいてしまいます．お母さんは根負けだと言って，アメをわたしてしまいます．これが，好ましくない行動に対する「間違った褒美」というわけですね．

　母子愛育会愛育病院名誉院長でいらした故・内藤寿七郎先生は，その著書のなかでこのように書かれています．「いったんダメといったものをぐずるからと言って与えてはいけません．長くぐずったあげく，おれて与えてしまう．その長さが長ければ長いほど，むしろ悪影響が大きくなります．あきらめず長くねばれば，決して裏切られず褒美が得られることを再確認してしまうからです」．内藤先生は，ダメだと言いつつぐずられた挙句与えてしまうくらいなら，はじめから与えてしまいなさいとすら言っています．確かにそうすれば，ぐずったり暴れたりする機会が得られないのですから，はじめから与えてしまえば「間違った褒美」にはつながらないわけですね．たしかに，理論整然としています．サンダース教授はさすがにここまでは言っていませんが．

b．好ましい行動の無視

　自分の起こした行動に対し周囲がどのように反応しているかは，子どもはとても注意深く見ています．その行動が周囲に受け入れられる，もしくは周囲に喜ばれるものなのか，嫌がられるものなのか，無視されるものなのか，周囲の反応を判断の材料にします．無視された行動は価値のない行動と判断します．

　何かよい行動をしても，それを無視してばかりいたら，それが好ましい行動だということが分からなくなってしまいます．よく，おとなしくよい子にしているときはそれでよいからということでほうっておいて，ぐずったり，暴れたり，いたずらをすると禁止したりかまったりすることがあります．こういう場合，注意された行動のほうを増強してしまいます．何かに熱中して過ごしていたり，おとなしく行儀よくふるまっているときこそ，注目して声をかけてあげることが必要です．◀ここがトリプルP

　そうすれば，子どもがその好ましい行動を行っている割合が増加し，相対的に問題行動が減っていくのだということを，多くの親が体験し実感しています．

　イラストは，子どもがよいことをしようとしたけれど，実は一部間違いもしていたという例です．机にこぼれたミルクを拭こうとしたこと，拭いてきれいにしたことはよいことでしたが，拭くのに使った布は実は食器ふきんでした．このとき，お母さんは間違って食器ふきんを使ったことのほうに目を向けています．このようなすれ違いが起こると，よいことをやっても仕方のないことなのだと子どもは思うようになります．さらに間違った部分に注目が集中することから，何か間違ったことをして親を困らせれば，注目してもらえるのだと思うようになります．

　このような，何でもないような行動や，やり取りの繰り返し，そして行動の意味や声掛けのもたらす効果にうっかり気がおよばなかったために起こったすれ違いで，好ましくないほうの行動を促進してしまうことがあるのです.

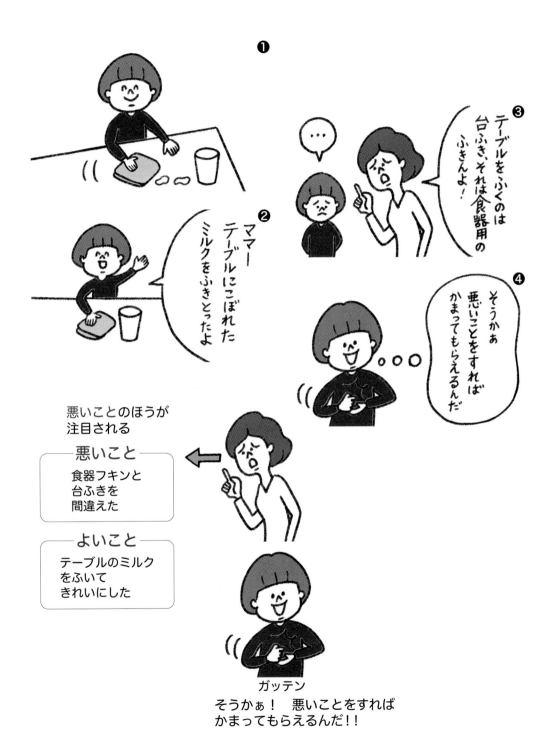

c. 脅すだけ

　好ましくないことをしていて，それが好ましくないことであると教えるために，何か罰を与えることがあります．たいてい，今やっているものを取り上げることが多いです．ここで本当に取り上げれば，子どもは，ああ今やっていたことはよくなかったんだなと理解しますが，もしここで「取り上げますよ」と言うだけで，取り上げずにいたらどうなるでしょう．本当にいけないのかどうかよく分かりません．だいたい，子どもにとっては，取り上げられてやめなくてはならないより，続けられたほうが都合のよいことが多いので，あいまいな言い方をされて，続けることが可能であればこれ幸いです．

　取り上げると言って取り上げずにいると，子どもは親のメッセージをどう受け止めればいいのか分からなくなり混乱を生じることもあります．いろいろな約束事をしたり，しつけをしたりしていくうえで，子どもを指示に従わせにくくなります．基本的なルールをしっかりもてるようにするためにも，あいまいで効果のない態度は避けたほうが賢明です．

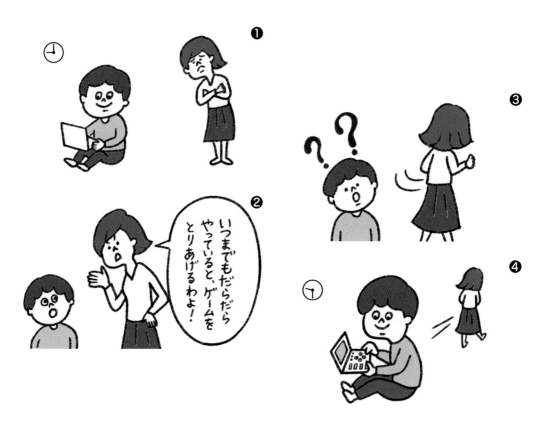

脅すだけで実行しなければ，子どもは指示に従いにくくなります

3　とかく起こりがちな行動

　人間の行動の起こり方の性質について，遺伝的にセットされている部分と，周囲の様子から学んでいく部分があることをみてきました．ここで，別の観点から，人の行動で，ともすると起こりがちな傾向に目を向けてみましょう．意図したわけでもないのに，気がついてみたらそうしてしまっていた．そんな起こりがちな行動は，得てしていろいろなトラブルにつながりやすいもので，子どもの問題行動の原因にもなります．逆にそれを知っていれば，うっかりそれに陥らないように前もって注意できるわけです．

①　エスカレートの罠

　前向き子育ての基本は，穏やかで温かい言葉で会話するところから始まるのですが，なかなかそうもいかない人間行動の性（さが）があります．一度怒りはじめたらエスカレートする傾向にあるというものその1つです．

　生理学が進歩するにつれて，人間が怒るとき，感情を変えたり口調を変えたりする以前から，血圧などに微妙な変化が起きていることがわかってきました．その状況に加えて，態度や行動を変えたことで，怒りを実感し，ますます怒りが強まってくるのだというのです．

　したがって，怒りは怒りをよんでしまうのです．子どもに何か言っても言うことを聞かないとき，もしくは子どもが親に何か要求しても要求が通らないとき，かんしゃくの起こし方が大きくなっていき，声が大きくなっていきます．まるで，罠にでも陥るように，おそらく意識の届かないところで増幅されてしまうので，「エスカレートの罠」とよんでいるのでしょう．

　また，エスカレートの罠には，間違った褒美がつきものです．声を荒げ，またかんしゃくがひどくなったら，相手は仕方がないという気持ちになってそれに従います．エスカレートしていく好ましくない行いが，相手が従うということによって報われるので，そうすることがよいことなのだと誤解してしまいます．人間の行動はそもそもエスカレートしがちにできているところへ，そういった褒美が加わるので，何か思いを通したいことがあれば，かんしゃくをひどくしていき，声を大きくしていってしまうというわけです．

対立する相手がいると人間の感情はエスカレートしていきます

❷ ついほうってしまう —— 危機対応

　人が図らずも陥ってしまう行動として，「ついほうってしまう」というのがあります．この状態はまずいかな？　と思ってもすぐ対応するのも面倒だということで，つい後回しにすることはよくあることです．

　イラストは，流しで遊んでいる子どもをついほったらかしにしたら，流しが水でいっぱいになり，茶わんなどが浮かんでこぼれ落ちそうになっている様子です．こうならずとも，子育て中はこれに似たことをいろいろ経験するでしょう．ほうっておいて，やっかいになったことを処理するのは，問題が軽いときに対応するより大変です．

　問題は対応すべき事柄がいろいろ増えるということだけはありません．その対応が，危機的出来事への対応のように，あわてふためいたものになってしまうことです．そのような対応の仕方は順序立っていないので有効な対応となりません．トリプル P では，親に事態を予測し，計画的に対応できるようになって欲しいとしていますが，それと対照的に，危機対応はそういうことができない状況です．こういうことを避けることが，建設的な気持ちで子育てに取り組むための助けとなります．

ついほうっておくと…

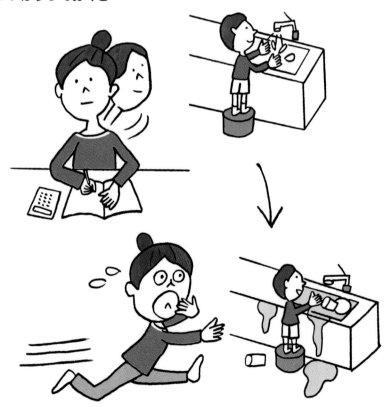

大変な事態になってからの危機対応になってしまいます

③　発達段階だから

　子どもの行動については，発達段階に応じて理解し対応するのが重要なのはもちろんのことです．発達段階からして無理なことを期待したり要求したりするのは子どもにとっても，親にとってもストレスをつくるもととなります．

　ただ，このことは，発達段階相応の行動はほうっておいてよいという意味ではありません．たとえば，2歳くらいの子どもがよくかんしゃくを起こすのは，年齢相応に自我が出てくるからです．誰にでもあること＝ほうっておいてよいこと，ではないのです．どの子にもあることで，したがってどの親にも適切な対応をすることが期待されていることは多くあるでしょう．風邪は誰でも罹るありふれた病気で，そして深刻な心配の原因にはなりませんが，そのつど何らかの適切な対応をしますね．かんしゃくだって，起こりっぱなしにしておくより，起こりやすい状況などを知って，いたずらに頻発させないよう注意したり，起こってしまったとき，どうしたら自分からおさまっていくかの助けになったりしてあげたほうが，子どもも成長しますし行動コントロールなども学びやすくなります．多くの子どもにみられる発達段階相当のトラブルは，決して心配しすぎることもなく，そうかといってほうっておくのでもなく，安定した気持ちで適切に対応するのがよいでしょう．

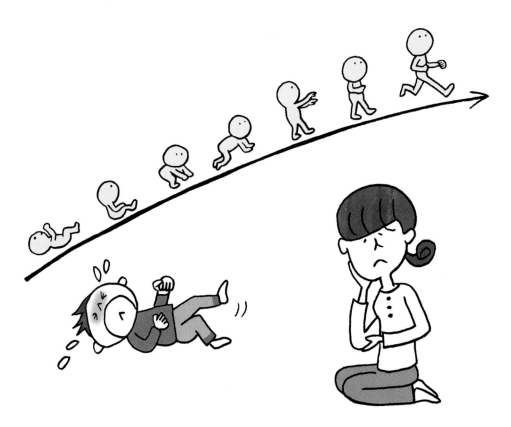

**本当はその時期ごとに
適切な対応が必要です**

4 気分や体調の影響

　人間の行動が起こっていく様子について，生まれつきのもの，生まれたあとで学んでいくもの，そして，とかく起こりがちな行動の特徴についてみてきました．しかしながら，基本的に行動はそのときの気分や体調の影響を受けます．気分や体調を悪くさせる背景も含めて，これらをみていきましょう．

① 体調など

　当然のことながら，子どもの体調は活動性に影響します．子どもが新しい習慣を学んだり，指示に従いにくくなったりする原因には，疲労や空腹や発熱があります．このようなときは何かを教えたりすることは得策ではなく，休息や食事を与えたり，必要な治療をするなどして，まず体調を改善することを優先します．

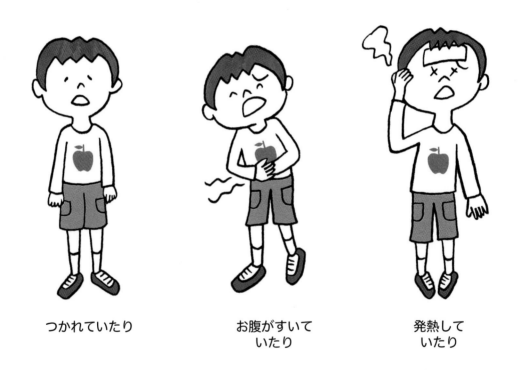

つかれていたり　　　　　お腹がすいて　　　　　発熱して
　　　　　　　　　　　　　いたり　　　　　　　　いたり

② 親の言葉に傷ついた精神

　子どもの精神状態が悪ければ，好ましい行動を作り出していくことがなかなかうまくいかないことは容易に想像がつきます．子どもの精神状態が悪くなる要因はいろいろ考えられますが，ここでは親の精神状況が影響して子どもの気分が落ち込んだり不安定になったりする様子をみていきましょう．

　親が自分の精神の起伏にまかせて子どもをののしったり，子どもに感情をぶつけたりすると，子どもは傷つきます．子どもは本来弱く守られるべき存在なのに，逆に子どもが親のストレスのはけ口となるのは，適切な関わり方ではないでしょう．

　下のイラストでは子どもが悲しい思いをして泣いています．子どもが泣いているときは一旦していることを止めて近づいて理由を聞いたり，メソメソした気分から抜け出す手助けなどをするのが適切な対応でしょう．この場合，子どもが泣いていることで気分を害したという感情をそのまま吐き出しています．子どもが泣いていることで親自身が恥ずかしい，そんなふうに親が感情本位なふるまい方をして，子どもを非難しています．

　親が自分の感情中心に動いている状態では，小さい子どもはメソメソした気分から抜け出すきっかけをなかなかつかめません．それどころかますます気分が不安定になり，泣き方がひどくなるでしょう．

　さらにくわしくイラストをみてみましょう．お母さんの頭に「ネガティブ君」が現れましたね．ネガティブ君は，親が好ましくない精神状態にあったり，役に立たない考えをついしてしまったりしている目印として考えてみました．親の精神のなかがこのような状態にあると，子どもがよい行動を起こしにくく，問題行動が悪化しやすくなります．

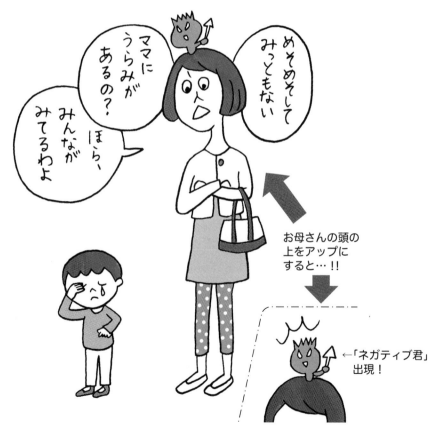

お母さんがネガティブシンキングをしているとき，
こんなふうに「ネガティブ君」が現れることに注目

③ 親の精神状態に影響を受けて

親が直接感情をぶつけて子どもをののしったりすれば，当然子どもは傷つきますが，直接そのような言葉掛けをしなくても，親の精神状態が不安定であることで十分子どもは落ちつかない気持ちになります．

a．帰因的な考え

これはこの理由によるものだ，と結びつけようとする考え，これを帰因的な考えとよびますが，この結びつけ方が間違っているとやっかいなことがあります．

子どもの成長に問題が起こったり，その他の日常生活などでいろいろな問題が起こったとき，それが親自身のせいだと間違って考えると相当な精神的ストレスになります．そうやって親が自分のこころをさいなむと，こころの安定を著しく欠くようになり，結果として子どもや周囲の人に対して攻撃的になります．

周囲の人々の言動は，どのようにでも受け止めることができますが，ともするとあえて自分に都合の悪いように受け止めがちなものです．社会情報処理モデルという理論は，こうした周囲の人々からくる社会情報を，自らのなかで処理する段階で好ましいやり方と間違ったやり方とが生じうるというものです．好ましくない因果関係の結びつけ方をしたときに問題が生じます．

イラストは，子どもがうっかりジュースをこぼしたのを，母親は自分にうらみがあって困らせたくて子どもがそうしているのだと受け止めてしまっている様子です．この場合，間違った結びつけをしてしまっているだけでなく，その考えを攻撃的に子どもにぶつけています．したがってこの場合，"言葉によって子どもを傷つける"こともしてしまっているのです．

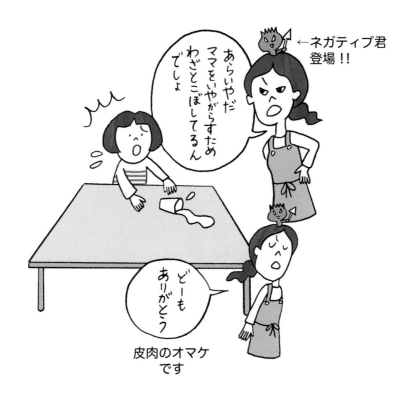

←ネガティブ君
登場！！

あらいやだ　ママをいやがらすため　わざとこぼしてるんでしょ

どーもありがとう

皮肉のオマケ
です

b. 親の気分の落ち込みや親同士の関係

　このイラストもネガティブ君が母親の頭に登場していますね．「私はダメな親」「何1つまともにできやしない」は，何を根拠にそう考えているのかわかりませんが，この親自身の思い込みです．役に立たない考えによってこころのなかが真っ暗です．

　このような状況はよくありません．まず，子どもは親をみていますから，うつうつと落ち込んだ様子を真似てしまいます．あるいはその雰囲気にのまれて同じようにうつうつとした気持ちになってしまいます．また，このような考えにとらわれると，こころのエネルギーがそのような考えに消費されます．一貫した子育てをするには辛抱強さが必要ですから，そのためには十分なエネルギーが用意されなければなりません．役に立たない考えにエネルギーをとられてしまうと，一貫した子育てをして子どもとよい関係をつくっていくことが難しくなります．

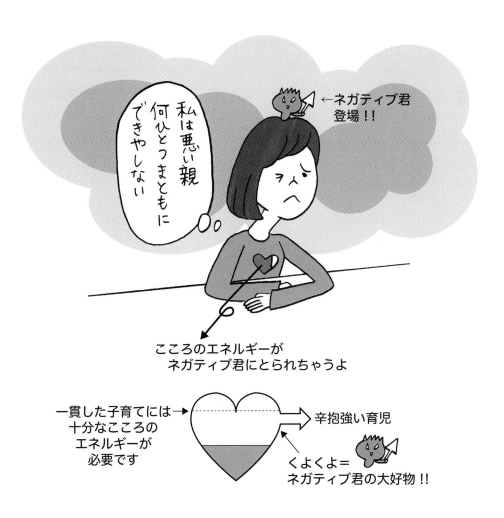

c. 親同士の関係

　親同士の関係も子どもの気分に影響を与えます．子どもが小さいときに親同士にケンカが絶えないと，子どもに対する安定した関わりが保てず，子どものこころは不安定となり，落ち込みがちになります．このようにこころの余裕のない状態では，好ましい行動を作り出していくのは難しいでしょう．親同士の言い争いばかりみているのでは，そのような行動パターンしか学ぶことができません．

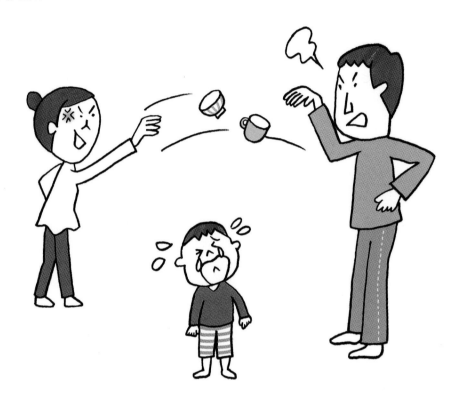

【加藤則子】

　この項についてのより詳しい知識，より深い理解のために，トリプルP「すべての親のためのサバイバルガイド」(DVD)があります．

　詳しくはトリプルP ジャパンHP(http://www.triplep-japan.org/)を参照の上，お問い合わせ下さい．

4　子どもの発達を促す 10 の技術

　ここから子育てに用いる 17 の技術の紹介に入るわけですが，この 17 個はとても工夫されて選ばれています．基本は行動療法でよく用いられる，好ましくない行動を好ましい行動に置き換え，好ましい行動を増強させるやり方ですが，それに"前向き子育て"の要素が加味されています．それぞれの技術に関しては，実際のプログラムではファシリテーターとやりとりをしながら，それぞれの独自の使い方を展開していくわけですが，ここでは一般論として多くの親に共通の基本的な部分について示しましょう．

　子どもの発達を促す 10 の技術はさらに 3 つの柱に分けられます．まず発達の技術の土台となる子どもとの建設的な関係づくり，そして好ましい行動を育てるための技術，新しい行動を教えるための技術です．

1　子どもとの建設的な関係をつくる

　子どもとの好ましい関係をつくっていこうとする姿勢は重要です．子どもとよい関係をつくるというのは，安定して一貫した関係をつくることだと思います．よく，親との愛着関係はこころの安全基地であるようにいわれますが，究極は受け入れられているのだという実感があるときに，いろいろなしつけのための技術も有効になってくるでしょう．

　よく，子どもとのよい関係というと，何でも甘やかして容認する関係や，子どもとの間に摩擦のない馴れ合った関係を意味すると誤解されるのではないかという議論がありますが，決してそういうことではありません．

　子どもはいろいろな行動を学んでいくなかでこれでいいのか，このやり方でいいのかということを知っていきたいという要求があるわけですから，そういったものを教えてもらうための場面というものを子どもは必要とし，要求しているのではないでしょうか．そして，教えてもらえるということは，愛情があるからだと感じるでしょう．そういった親が子どもに教えてあげる機会となるような，かならずしも愉快でないかもしれないイベントなどが一区切りしたとき，安定した親子関係に戻る状態として，安心した基礎ができているとよいと思います．

①　①子どもと良質の時を共有する

　落ち着いた気持ちで絆が確かめられる時間など，良質な時間を子どもともつことは重要です．それでは，子どもとの時間が 1 日 24 時間ずっとこのような時間であることが必要でしょうか．必ずしもそんなことはありません．子ども自身，自分の興味のあることを忙しくしている時間があるでしょう．親もいろいろとすることがあります．良質時間は，持続が 1 分もしくは 2 〜 3

分など短くてもよいので，頻回がよいといわれています．子どもが親にぐっと近づけたと感じることのできる時間が大切なのです．子どもが親を求めてくる，その瞬間にちょっとしていることを止めて抱きしめてあげる，そのようなタイミングが重要です．良質な時間をもとうと，どこかへ出かけて長時間時をともにすると，特に年長児の場合，親子にとって苦痛となることもあります．時間の長さではなくて時間の質が問題になることをこころえていましょう．

　筆者は働きながら子どもを育てましたので，常日頃子どもとの接触時間の少なさを悩んでいました．そんななか，このようなことを知っていれば，同じ時間のもち方でも，随分自信がもてて楽だったと思います．

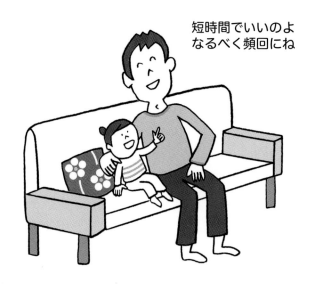

短時間でいいのよ
なるべく頻回にね

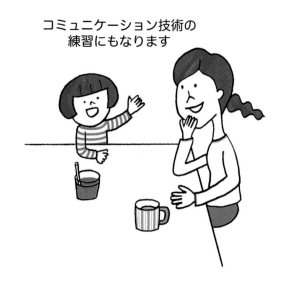

コミュニケーション技術の
練習にもなります

2 ②子どもと話す

　内容はどんなことでもいいですから，子どもと話せばその分いろいろな関係ができます．話すことでコミュニケーション能力が高まります．話す経験をつむと，話すことによって相手のいろいろなことが分かり，また自分の言いたいことが分かってもらえるのだということが実感できます．これによって将来いろいろな人とコミュニケーションをとっていくことに意欲と自信がもてるようになります．

　親子は特に会話をしなくても分かりあえる部分もありますが，話をするということはいろいろなプラス面があることを知っておきましょう．言葉によるコミュニケーションを確実にしておくことで，いろいろなしつけもうまくいきます．しつけは，言葉を用いて行うことが多いからです．

3 ③愛情を示す

　愛情を示すというのは，子ども自身が守られた安心できる場所にいるということを実感できるようにすることです．こころの安全基地があることで，新しいものをみつけようと探索したり，何か新しい知識や習慣を身につけようと好奇心をもったりします．また，何かストレスを感じたとき，気持ちをもち直す寄りどころになるのも，こころの安心感でしょう．

安心できる世界にいる感じがするでしょう

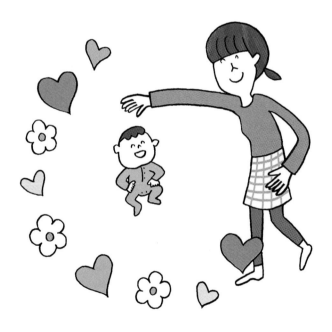

2 好ましい行動を育てる

行動理論の考え方に従って好ましい行動を増やそうとするとき，好ましい行動をしたことを褒めます．褒めることは，強化子といわれる作用をもちます．ここでは，褒めるという褒美によって好ましい行動を好ましいと教えるだけでなく，もう少し広い観点から，子どもが自分の行動が好ましいか好ましくないかに関心をもてるようにしたり，好ましい行動をしている時間帯を増やすための工夫について，ふれていきます．

① ④子どもを褒める

子どもが好ましい行いをしたときそれが好ましいことであると伝え，その行動を増やしてもらうために褒めるわけですが，それを子どもにより分かりやすく伝えるためには，描写的に褒めることがよいでしょう．好ましいその行いについて，行いをしたすぐ後で，そのことがよいことなのだと褒めます．子どもはどんなことをしたのかすぐ忘れてしまいますので，その直後に言ってあげなければなりません．なおかつ，行いの内容を具体的に言ってあげることで，さらに分かりやすく伝わります．

子どもを褒めるということで誤解されがちなのは，子どもが悪いことをしてもよい子だといって甘やかすのがよいことなのか，という疑問をもたれたりすることです．この場合の"褒める"は，具体的な行動に対してのことですので，その子どもが何をやっても容認するのとはニュアンスが違います．日本では，褒めるということがあまり一般的でない面があるので，褒めようとすると何か別のことと混乱してしまうかもしれませんね．

確かに日本では，人を褒めたり，人に褒められたりすることがあまり多くありません．とりわけ，褒められて育った経験が乏しい人は，子どもの褒め方が分かりません．

⁝ ファシリテーターと一緒に

プログラムでは，褒められるのがどんな感じかイメージしにくい人のために，ファシリテーターがその場の状況に応じてオプションでロールプレイをすることもあります．また，プログラムの 17 の技術の総合応用のところでは，参加者は親役や子役になってロールプレイをします．そのとき，子役は好ましい行いをすることによって褒めてもらいますので，褒められることのイメージが体感できるでしょう．

「描写的に褒める」

実際に見た行いを，
それを行った直後に，
どのように行ったか
目にうかぶように褒める

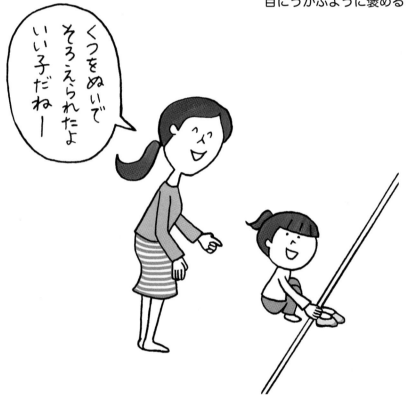

② ⑤子どもに注目している気持ちを伝える

　子どもは自分が注目されていると思えると，安心感にもつながり嬉しいものです．注目している気持ちの伝え方はいろいろあります．背中を軽くたたく，ウインクする，目を合わせて微笑むなどです．

　注目されていると感じるととてもうれしい気持ちになります．注目してもらえるという安心感をもっていると，好ましい行動をしたら褒めてくれるだろうという期待も出てくるので，好ましい行動を促すことになります．注目している気持ちが伝われば，子どもは自分が価値のある人間なのだと自信をもつようになり，そういった自己評価からはより好ましい行動が生まれます．

　子どもが単に好ましい行動をしたとき，それを褒めてその行動を評価するということだけではなく，このように観点を広げて好ましい行動を起こしやすくする状況をつくっていこうとするのがトリプルＰの特徴ともいえます．　◀**ここがトリプルＰ**

　また，たとえば子どもが多くの友だちなどと一緒にいるときは，よい行いをしても恥ずかしがるので褒めにくいですが，そんなとき，イラストのような注目していることを伝えるジェスチャーがあると，褒めようとしている気持ちを伝えられて便利かもしれません．

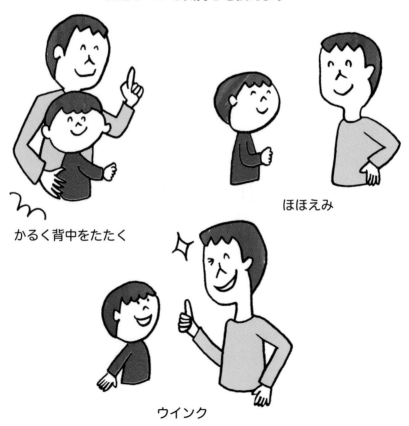

注目している気持ちを伝えよう

かるく背中をたたく

ほほえみ

ウインク

③　⑥一生懸命になれる活動を与える

　子どもは何か面白いことがあって夢中になっていると，決して不機嫌になったり，人を困らせるような行動をとったりしないものです．子どもが行動を起こす理由をこのように少し広い観点で捉えると，生活時間のなかで子どもと付き合っていく工夫も要点がわかってきて実践的にできます．通常ペアレントトレーニングでは子どもが起こした行いからはじまって，それを好ましいこととしてさらに促すか，好ましくないことを分からせるかといった流れで対応していきますが，子どもの環境に工夫を加えて，好ましい行動を引き出すというのは，より積極的なやり方といえるでしょう．　◀ここがトリプルP

　たとえば，子どもが難しい行動を起こすリスクを伴うお出かけのときや，銀行に寄って待ち時間があるときなど，前もって興味をもって遊べるものを用意して出かけます．こういった工夫をしたりして，すでに起こった行動に単に対応していくだけでなく，子どもの環境を整えていくやり方がより積極的なやり方だと思います．

夢中になっていると……　　　　　　　　たいくつすると……

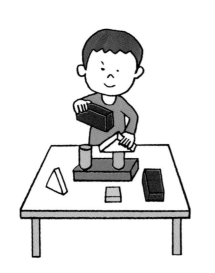
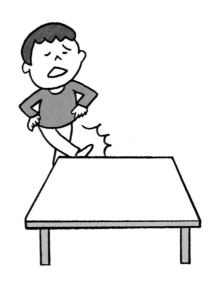

3　新しい技術や行動を教える

　多くのペアレントトレーニングは，好ましい行動をしてもらうこと，親がやって欲しいと思うことをいかにスムーズにしてもらえるようにするかということに重点が置かれているように思いますが，トリプルPでは，何か新しい技術や行動を教えるという観点を重視します．　◀ここがトリプルP
好ましい行動パターンに変えていくということは，何か新しい行動を学ぶということでもあります．

　何か新しいことができるようになる働きかけをしたりできるようになったことで喜んでいると，子どもに自信がわいてきて，能動的にいろいろなことに関わる気持ちが芽生えてきます．

そのような意欲のある状態では，新しい習慣をみつけたり，好ましくない行動を好ましい行動に置き換えたり，ある好ましくない状態から何か好ましい状態に切り替えるきっかけをつかんだりすることが楽になります．

ある行動にだけ焦点を絞るのでなく，全体的な視野のなかでみていったほうが，行動を促したりするのにより効果的であると思います．

① ⑦よい手本を示す

子どもはとるべき行動を身近な大人がやっているのを見て学んで真似るものですから，好ましい行動を実際にしてあげるのが重要です．行動理論の狭い意味での学習にあたるものですが，もう少し広い社会学習のような観点，子どもはどう振る舞うべきか分からないでいて，周囲の大人から入ってくる情報をもとにどうすべきかを知りたいとしているのだというのがこのプログラムの観点です． ◀ここがトリプルP

また，言葉で言っても分かりづらいとき，実際やってみて示すということを，トリプルPでは大切にします．子育て場面で，実際にやって示してみましょうというのもあります．また，トリプルPの子育て講座では，ロールプレイをよくやりますが，ファシリテーターが参加者に言葉で伝えるだけではなくて，実際にやってみせます．共通の空間で同じことを真似てやるという気持ちが通じるような不思議さがありますね．よい親子関係が築かれる材料になるかもしれません．

よい手本を示す

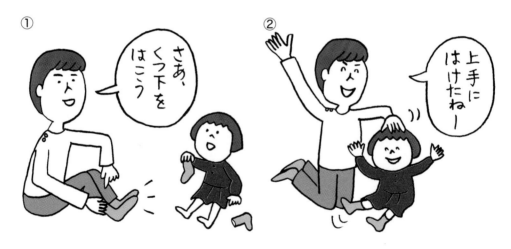

② ⑧時をとらえて教える

子どもは好奇心に満ち溢れていますから，日常生活は知りたい新しいことでいっぱいです．何かをたずねてくるときは，子どもにとってもっとも知識などを吸収しやすいときですので，チャンスを生かしていろいろなことを伝えるといいでしょう．子どもはしつこくいろいろなことを聞いてきて本当にうるさいときもありますが，そういうときは，著しい速さで知識を吸収している

ときですので，そういったときに積極的に答えてあげるのがいいでしょう．3歳くらいの子ども
は言葉の発達上命名期に当たるといわれています．物に何でも名前をつけたがる時期です．この
時期の子どもからは「これなあに」の洪水です．時をとらえて教えるのもなかなかのハードワー
クです．

　イラストは，野原で虫をみつけ，手で掴みかかろうとしている男の子に，虫取りあみがあるよ，
と教えているお父さんです．「時をとらえる」を強くイメージしてこのようなイラストをつくって
みましたが，子どもが何か疑問をもつような設定がこの技術の活用には応用範囲が広いかもしれ
ません．

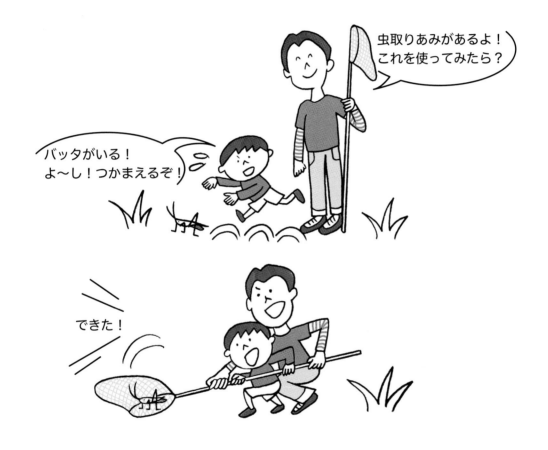

　たとえば，子どもが蝶結びをしたいと思いどうすればいいのか聞いたとします．子どもが興味
をもったときが教えるチャンスです．そのときすぐに細かく教えてしまったりしません．まず，
どこまでできているかを確認して，つぎに何をすればいいのかを一緒に考えます．できあがった
ものをみてヒモがどこからどこへまわっているのか観察して，「つぎはどれをどこにまわせばい
いのかな？」などと聞きます．こうやって順番にやっていって完成したとしたらそれはヒントを
もらいながらも子どもが全部自分の力でできたことになります．そうしたら自分の力でできたね，

と褒めてあげましょう．こうしたことが子どもの自信につながります．「時をとらえて教える」技術は，こういった展開が可能です．

③ ⑨アスク・セイ・ドゥ

この技術は，日本語でどう簡潔に表現すればいいかよい言い回しが見つからず，原語のままカタカナで表記しています．たずねて，言葉で伝えて，実際にやってみせるという意味です．

何かを教えようとするとき，実際にやってみせることが有効であると，「よい手本を示す」の項目で述べましたが，ここではそうやってすぐ教えてしまう前に，子どもにいろいろ考えたり試したりしてもらうやり方を紹介します．新しい何かができるようになるとき，それが自分自身の力による部分が大きいほど，子どもは自信をもつものです．

何か新しいことを教えるとき，たとえばイラストのように手を洗うときにはまず蛇口をひねって水を出すのだということを伝えようとしますが，すぐにそのお手本を示してしまうのではなく，手を洗うときはまずどうするのかな？　と聞きます．なぜかというと，やったことのない初めてやることでも，どうすればいいのかを考えればわかるかもしれないからです．忙しい時代ですので，親はつい子どもにつぎつぎ手を出してしまい，子どもが自分で考えて行動するチャンスをうばってしまいがちです．この技術では，子どもにチャンスと出番を与え，もし本当に自分の考えでわかったら，自分の力でできたら，そこで褒めるわけです．

聞いて答えられなかったといって，すぐ手を出してやってみせるわけではありません．「蛇口をひねって水を出すのよね」と何をすればよいのか言ってあげます．言葉で聞いて，どうすればよいのかわかるかもしれません．聞いて教わったことを自分ですることができたとなれば，それは自信につながりますので，やってみるためのチャンスを与えます．

やってみてごらん，と言ってできなかったときは実際にやってみせます．こうやって段階的にチャンスを与えることで，意欲を育てることができます．また，たずねられてみてわからなかったり，やってごらんと言ってできなかったりすると，何をやるんだろう，どうするんだろう，という疑問がわきます．その状態で言って伝えたりやって見せたりすると，関心のある状態から行動に入っていくので，大変効果的に学んでいきます．アスク・セイ・ドゥの技術は効果的に学ぶ状況をつくる技術ともいえます．

： ファシリテーターと一緒に

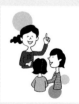

この技術を使うのは，一連の作業を分解して，ある部分を取り上げて教えるときに使うことが多いです．どのような取り上げ方をすればいいのか，加減がわからないことも多いです．プログラムに参加してファシリテーターと一緒に考えるのがいいでしょう．

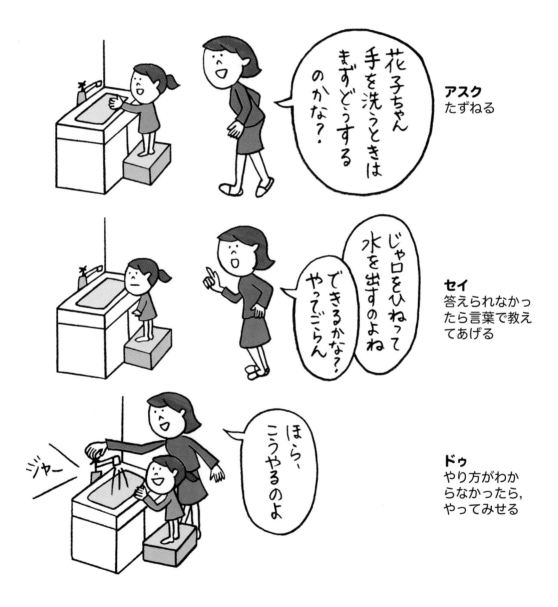

アスク
たずねる

花子ちゃん 手を洗うときは まずどうする のかな？

セイ
答えられなかっ たら言葉で教え てあげる

じゃ口をひねって 水を出すのよね

できるかな？ やってごらん

ドゥ
やり方がわか らなかったら， やってみせる

ジャー

ほら， こうやるのよ

④ ⑩行動チャート

　筆者のようなやや年長者にとっての，古い時代のことかもしれませんが，小学生のときは，夏休みになると休みの日の数だけマス目のある表をつくり，歯みがきができたとか，ラジオ体操をやったとか何かを達成すると丸印をつけ，できなかったらバツ印をつけるというのがありました．丸印が多ければがんばったとはげみになったものです．

　行動チャートは，何か約束が守れたときなどにご褒美のシールを貼ったり，スタンプを押したりするときなどに使うものです．どんなシールやスタンプにするか考えたり，紙を親が用意したりします．シールやスタンプが増えていくとうれしいので，子どもにとっては約束を守るはげみになります．

　まずは，ゴールの個数を決めておきます．その個数が達成したら，何かすてきなことを用意します．公園に遊びにつれていってあげる，みたいテレビのために少しだけおそくまで起きていてもいい，などです．

　筆者がもし子育て中にこれを使ったとしたら，「何かすてきなことを用意する」が苦手だったかもしれません．外に預けて育てている負い目から，いつも何か精一杯快適にしてあげようと思っていました．だから，「何か特別にすてきなこと」を用意する余力や余裕がなかったように思います．それによって，関わりにメリハリがなくなってしまいました．子どもにとっての快適が何であるかを難しく考えすぎたかもしれません．また，自分自身にご褒美をあげることにも慣れておらず，これでは不十分，これでも足りないと思うことが多く，そんな余裕のない気持ちによって子どもの育児にメリハリが乏しくなったのだと思います．子どもがすでに独立して自分自身に余裕が出てきて初めて自分への褒美とか何かすてきなこととかといった言葉の意味が実感できるようになりました．時すでに遅しです．

：ファシリテーターと一緒に

　この技術を実際に使おうとすると，具体的にいろいろなことを決めなければなりません．どんな約束にするか，約束をどの程度守れたらシールをあげるのか，約束が守れないときもありますが，そんなときにも罰としてシールを取り上げたりはしないことなど，この技術を効果的に使うにはいろいろなコツが必要です．ある程度約束を守る習慣が身についたら，シールをあげる頻度もだんだん減らしたりします．こんなタイミングも，実際にやりながらアドバイスを受けていくのがいいでしょう．このチャートの使用自体も一時的なものであり，褒めるだけのように徐々に変えていきます．これも自分だけで様子をみながらやるのも大変ですね．

　褒めるという技術も，頃合いをみながら徐々に減らしていきます．このタイミングについても，実際にやりながら相談しないとなかなかわからないことも多いかもしれませんね．

「行動チャート」

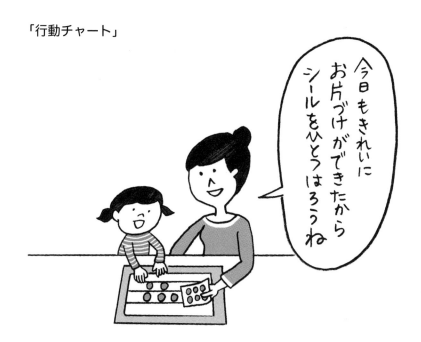

今日もきれいに
お片づけができたから
シールをひとつはろうね

【加藤則子】

この項についてのより詳しい知識，より深い理解のために，トリプル P「すべての親のためのサバイバルガイド」(DVD)があります．

詳しくはトリプル P ジャパン HP (http://www.triplep-japan.org/) を参照の上，お問い合わせ下さい．

5 問題行動に対応するための 7 の技術
──単独で使うものではありません

　大抵の親は，子どもの行動に大なり小なり問題を感じてプログラムに参加されるわけですから，「問題行動に対応する 7 の技術」を早く知りたいところでしょう．しかし，プログラムでは子どもの「発達を促す 10 の技術」のほうをまず先にみっちりと学びます．これはなぜでしょう？

　「発達を促す 10 の技術」を学んで家で実践してみた多くの親が，問題行動が減ったといいます．好ましい行動を促す技術によってそれが増えていけば，相対的に問題となる行動を起こしている時間は減っていきます．これが，前向き子育ての考え方として好ましい行動のほうに目を向けてはげますことのほうに重きをおいている点であるといえましょう．

　問題行動に対応する技術のもつイメージは，「そんなことをしてもいいことはないよ」です．そうするのではなくて，何か他にやり方はないかなと促す姿勢もそれに加わります．

　「そんなことをしてもいいことはないよ」というメッセージを伝えている間は，「いいことがない」，つまり子どもは決してよい思いをしないわけです．わざと無視されてしまったり，好ましくない行動に対する結果として何か取り上げられてしまったり，このようなネガティブな関わりだけしていたらどうでしょう．子どもとの良好な関係が作られにくくなり，他にもいろいろな問題が出てくることがあるかもしれません．

　こういった技術を使うためには，普段からよい関係ができるよう努力していなければなりません．7 つの技術のなかには，その技術の意味を普段の会話のなかで理解し合っていなければならないものも多いのです．

　また，7 つの技術は，好ましい行動が出てくるまでを待つ間の関わり方であると位置づけることができます．問題な行動が落ち着いて，好ましい行動が出たとき，すぐさま褒めることが大切です．かんしゃくを起こしたが落ち着いてひとり遊びをはじめたときなど，そんなタイミングを逃さずそのよい行動を促していってあげる，それがとても大切です．問題行動をやりすごすとい

⋮ ファシリテーターと一緒に

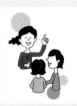

　好ましい行動の出てき方や促し方は，子どもの様子をみながらタイミングをつかむことが多いので，やってみてどうだったか，うまくいかない点があれば今度はどんなふうに試すかなど，ファシリテーターと一緒に考えるのがいいでしょう．◀ ここがトリプル P

うのは，よい行動が出てきたときに褒めるなどの積極的な関わりをするために，いってみれば一時的に冷ややかな対応をすることです．

　問題行動に対応する 7 つの技術は，単独では使いようがないことをお分かりいただけたでしょう．

① ⑪分かりやすい基本ルールをつくる

　子どもは基本的にどう振る舞えばいいのかをまわりから学び，振る舞い方を決めていこうとしている部分が多いので，具体的に分かりやすく教えてあげたり，目安を立ててあげたりすると子どもの理解にとって助かります．

　明確な目安があれば，子どもはどこまでが許されてどこを越えそうな場合に自分でおさえなければならないかの判断がつきやすいので，迷わずにすみます．そういったことが不明確ですと分からなくて混乱し，それがさらに問題行動につながってしまうということになります．基本的なルールをつくると問題行動が避けられ，子どもも落ち着いた行動がとりやすいのです．

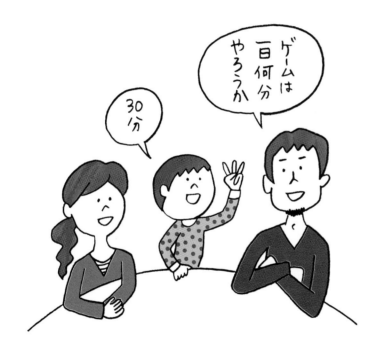

うまくいく　　　　　① 公平でわかりやすい
ルールとは……　　　② 肯定的な表現
　　　　　　　　　　③ 守れなかったとき一貫して同じ対応ができる

　ルールが守れたときは褒めてあげましょう．そうすることで，ルールが守れたのだといううれしい気持ちを子ども自身が確認することができ，つぎのはげみになります．また，子どもが「ルールを守れたと思うけれどこれでいいのかしら？」といくぶん自信がなさそうなときなどは，「そう！それでいいのよ！」というような反応があると，「あっ，これでよかったんだ」とほっとして，そういった好ましい行動をさらに続けていこうという気持ちにはげまされていきます．何

か行動の目安があるということは，心の寄りどころになります．

　ルールは守りやすいように作るのが賢明でしょう．分かりやすいばかりでなく，公平なことも重要です．子どもにとって，納得のいかないことは，守ろうと思ってもなかなか守れません．さらに，ルールは肯定形で表現されていることも大事です．具体的に何をどうすればいいのかが，子どもにとって分かりやすいからです．ルールや指示は肯定的に（positively），これが前向き（positive）子育てプログラムといわれるゆえんです．

　ルールを守れなかったとき，一貫して常に同じ対応をすることも必要です．同じ間違いに対して同じ結果で教えてあげれば，子どもはそれが間違いであることをより容易に理解します．子どもにとって分かりやすいということは，子どもにとって親切なことなのです．子どもは親切に教えてもらったほうが，ルールを守りやすいのです．

　年長児の場合，ルール作りに子どもを参加させてはどうでしょう．自分が関与して作られたルールは，より守りやすいというだけではありません．家でのルールづくりに関われたということは，家庭という小社会の一員として機能できたということで，自信や自尊感情が育ちます．これは，成長してより広い社会に関わっていくときに，より積極的に活動するための助けとなるでしょう．

⦂ ファシリテーターと一緒に

　ルール設定を具体的にしていくやり方や，ルールを守れないというのは，どういうときにそう言うのかという基準の設け方を難しく感じるかもしれません．つくったルールがどのように働くか，事例を数々経験したファシリテーターと一緒に考えるのが助けになるでしょう．また，ルールがうまく機能しないといって困る親も多いです．原因はいろいろありますが，ルールの作り方そのものに問題があることもあります．どこにエラーがあるかということにも，親本人は気づきにくいものです．こんなときもファシリテーターと一緒に考えることで，気づきを促すことになるでしょう．

②　⑫会話による指導 ── 正しいやり方をたずねて好ましい行動のチャンスを与える

　これは，「⑪分かりやすい基本ルールをつくる」で決めたようなルールが守れなかったときに使います．

　問題が起こった直後に，それが問題であることと，なぜ問題であるのかを伝えます．ルールは，守ったほうが自分にも周囲にも都合がいいものです．ルールを守らないということは何か不都合なことが起こるわけですから，おこりうる不都合の例を説明しましょう．このことで，子どもはなぜルールがあるのかを理解し，またルールは守ったほうがいいのだということを納得します．

　重要なのは，「ルールはどうだったかな？」と聞くことです．好ましい行動の機会をなるべく多く与えるのが，トリプル P のやり方です．　◀ここがトリプル P

　本来，ルールを聞かれても，すでに決めてあるルールであれば子どもはそれに答えられるもの

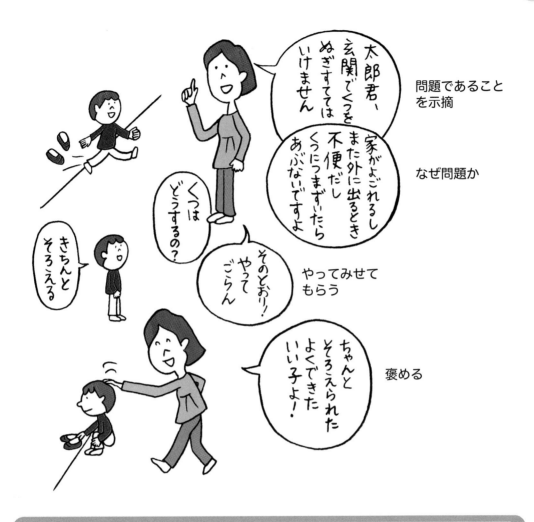

太郎君、玄関でくつをぬぎすててはいけません

問題であることを示摘

家がよごれるし、また外に出るとき不便だし、くつにつまずいたらあぶないですよ

なぜ問題か

くつはどうするの？

きちんとそろえる

そのとおり！やってごらん

やってみせてもらう

ちゃんとそろえられたよくできたいい子よ！

褒める

：ファシリテーターと一緒に

　好ましい行動が現れたら褒めるということを，慣れないうちは忘れがちです．技術の使い方を習うのにやっとで，よい行動が導き出せたらほっとして，それでやめてしまうことも多いです．トリプルP前向き子育てプログラムでは，ロールプレイをすることで慣らしていきます．しかも，親が褒めるのを忘れたことを指摘して教えるのではなく，何か忘れたことはないか気づかせます．そうすることで，褒めるというしあげを自然に身につけてもらいます．親が褒めるべきであるというタイミングをとらえられれば，そのときはファシリテーターは即座に熱心に親を褒めます．◀ここがトリプルP

　親が忘れたことに気づかせる場合には，あれやこれやとしつこく質問をなげかけるのに対し，親が正しく気づいたときは即座に褒める，この2つのアクションは対照的です．ファシリテーターの関わりはこのようにメリハリのあるものとなっています．

です．ここでも，親子の日頃からの信頼関係がものをいいます．ルールが答えられたら，「その通りやってごらん」と言います．ルールは肯定的に表現されていますから，それに従って振る舞うことは，さほど困難でないでしょう．好ましい行動ができたら褒めてあげる，問題行動の対応は常にこの点で完結します．

③ ⑬計画的な無視 ── 無視と関心の切り替えもお忘れなく

関心を示されるということは，それだけで子どもが報われていることになるということは，だんだんご理解いただけるようになってきていると思います．ですから問題行動には関心を払わないというのが1つの技術となっています．無視がきちんと無視として効果が出るには日頃から十分関心をもって接しているという基本が必要です．

無視はともすると危険を伴います．たとえば，危ないことをしているとき，それに気づかず止められなかったとしたら，ケガにつながることもあります．ですから，無視という技術が使えるのは，ほうっておいても決して危険な状態にならない場合だけです．

計画的な無視で大事なのは，無視すべき状態がおさまって，通常の好ましい状態が出現したら，それを褒めることです．それを忘れると親に対して「何だか，冷淡だな」とか，単にそんな印象になってしまうかもしれません．

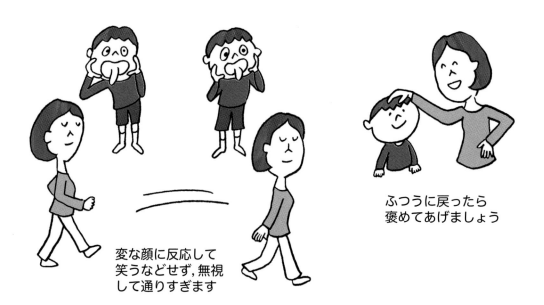

変な顔に反応して
笑うなどせず，無視
して通りすぎます

ふつうに戻ったら
褒めてあげましょう

④ ⑭はっきりと穏やかな指示 ── 従ってくれたら褒めましょう

子どもに，好ましくない状態を続けるのをやめて，何か好ましい行動を起こして欲しいときには，して欲しいことを伝えます．伝え方には，うまく行動を引き起こしやすくするためのコツがあります．

親は毎日のいろいろなことで忙しいので，つい何かを頼むときにも用事をしながらだったり横目で見ながらだったりしがちです．しかし，こういう方法よりもより熱心だという気持ちの伝わる，子どもが従いやすい方法をとったほうがいいでしょう．有効でないやり方で言うことを聞いてくれないとイライラするのは精神衛生上悪いですし，子どもにとってもきちんと従うべき指示であるのかどうか分かりません．

従ってもらいやすくするためには，まず親が今行っていることを止めます．行っていることを止めて関心をみせることは，親がそのことを重要だと思っているということが子どもに伝わることなので，いろいろな場面で応用されます．これは「愛情を示す」の技術のところでも出てきましたね．サンダース教授の著書「エブリペアレント」によると，子どもがメソメソと泣き出したときにすることは，まず親がしていることを止めて子どもに近づくことだとしています．それが

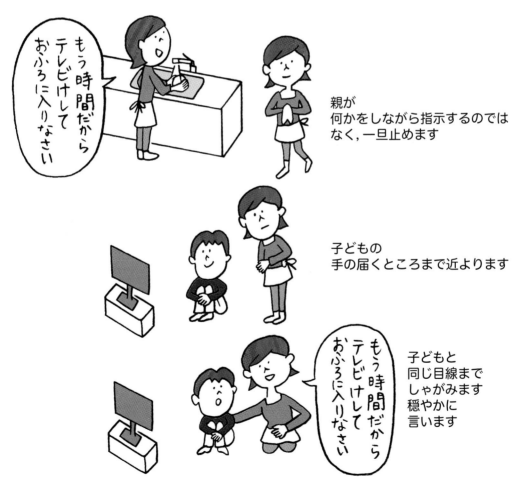

親が
何かをしながら指示するのではなく，一旦止めます

子どもの
手の届くところまで近よります

子どもと
同じ目線まで
しゃがみます
穏やかに
言います

親の対応の基本だということが分かります.

　何かして欲しいときには，片手の届く近さまで寄って，目線の高さをそろえ，はっきりと穏やかな声で言います．指示の出し方としてはここまでですが，実は指示を伝えたあとが大切なのです.

　子どもは指示を守るのに時間がいります．伝えてから5秒間は，指示に従って行動を起こすのに必要な時間と考えてください．この5秒間をおかずして別のアクションを起こすということは，子どもが好ましい行動を行うチャンスを奪うものと考えてください．伝えられた指示に従って行動できたとき，感謝して褒めることも忘れずに.

⑤　⑮当然の結果として起こることを示す

　「はっきりと穏やかな指示」と密接な関係があります．指示に従った場合褒めることが重要であることは，何度も繰り返して申し上げたところですが，では従わなかった場合どうすればよいのでしょうか．動物の調教などでは，罰を与えて好ましくない状況であることを伝えます．トリプルPでは，罰という考え方をしません．罰することで罪の意識を植えつけると，自尊感情の育ちのさまたげになります．自信や自尊感情を重んじるトリプルPでは，罰とは異なる概念の対応を行います．◀ここがトリプルP

　"そういうよくないことをしていると，こんなことになる"と子どもがちょっと困るような結果を用意しておきます．ただ，これは子どもが悪いというメッセージではありません．その行動に対する結果を示すことで，その行動をしてもよいことはないのだということを教えます.

　結果となることを示す時間は数分からせいぜい30分くらいの短い時間でいいです．子どもがこういう結果になるということを分かるのに必要なだけの時間で十分です.

　むしろ，時間がきたら元の活動に戻すことが重要です．なぜでしょうか．それは，好ましい行動の機会を与えることが重要だからです．◀ここがトリプルP

　好ましい行動をしやすくして好ましい行動が出たら褒める，そこにもっていくためのプロセスとして，たとえば次のイラストではゲームを30分くらい取り上げるというわけです.

：ファシリテーターと一緒に

　どんな場合にこの技術を使うか，起こる結果としてどのようなものを用意すればいいか，これらの組み合わせがうまくいくこともあれば，いかないこともあるでしょう．実際，その場にあたってみないとうまくいくかどうかは分からないでしょう．また，やってみてどうだったかの振り返りもファシリテーターの力を借りながら行うのが有効です.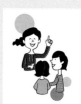

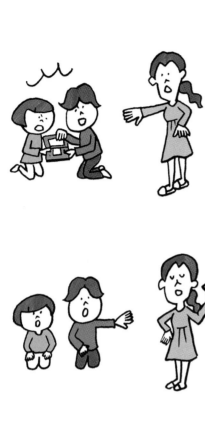

1度冷静に指示を
与え,従わなかった
ときに使います

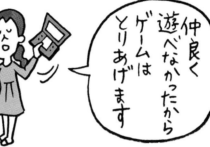

これが,
あなたたちの行動
に対して起こした
結果ですよ,という
メッセージです

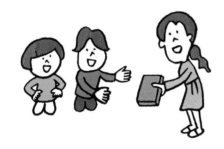

取りあげるのは
5分くらい,長くて
30分くらいが
いいでしょう

正しいやり方を
するチャンスを
与えます

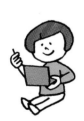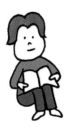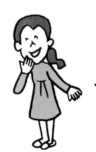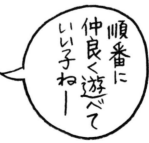

正しくできたら
褒めます

6 ⑯クワイエット・タイム ── 元の行動に戻し，うまくいけば褒める

　人がイライラして起こす問題行動は，その行動自体が引き金となってさらに深刻な行動を起こしうることについて，P.21「エスカレートの罠」のところで申し上げましたが，このクワイエット・タイムは，そんなときに一時的に気持ちを鎮めることをねらったものです．気持ちを鎮めたことで元の行動に戻ったとき，好ましく振る舞えれば成功です．ちょっとしたことで好ましくないほうに振れるとするなら，しばし気持ちを鎮めてやり直すとよいほうに動くことが期待されるわけです．

　クワイエット・タイムは，問題が起こったのと同じ場所で，2～3分程度いすなどに座って静かにします．目標とするのは，元の活動に戻ったとき好ましい行動が出ることですから，同じ場所でうまく気持ちが鎮まれば，元の活動によりスムーズに戻れるわけです．つぎに述べる「タイムアウト」は，問題が起こったのと別の部屋で静かにするものですが，同じ部屋で気持ちが鎮まるものなら，まずはそれを試してみるのがいいということです．

「クワイエット・タイム」　　　　　　　　　　　　　問題が起こったのと
　　　　　　　　　　　　　　　　　　　　　　　　　同じ部屋

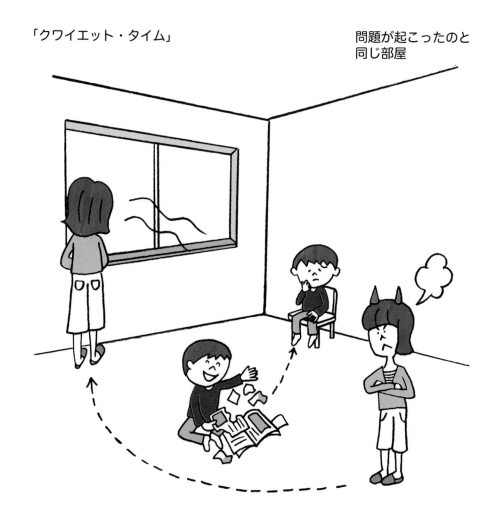

： ファシリテーターと一緒に

　クワイエット・タイムを使う場面や有効性は本当に個別にいろいろあります．問題行動の性質や親子関係，クワイエット・タイムに対する子どもの理解度など，いろいろな状況を合わせての判断となります．ファシリテーターと話し合いながら実際にあたってみて，自己評価なども行い，適切にはげましてもらってください．

　クワイエット・タイムは，子どもの問題行動に対応するためのものですが，実は親にとっても助かる技術といわれています．子どもが静かに座っている間は親はもはや子どもをどなったりしなくていいので，静かで楽だというわけです．親もカッカしないので，手をあげるというような事態も未然に防げます．元の活動に戻すのは，好ましい行いのチャンスをつくることで，その行動で好ましく振る舞えたら，他の技術を使った場合と同様に褒めてあげてください．

⑦　⑰タイムアウト ── 難しい状態ですが基本は同じです

　クワイエット・タイムでおさまらない行動，クワイエット・タイムで静かにしていられない場合に，問題行動の起こった場所と別の部屋に行って静かにします．問題行動が起こったのと別の場所で静かにするわけですから，より距離をおいた心の鎮め方となります．

　「タイムアウト」は怒りのコントロールについて書かれた多くの書物にみられます．タイムインとの対立概念で，問題の起こった場から出ている時間という意味です．

： ファシリテーターと一緒に

　タイムアウトを使うような深刻な個別の状況は，タイムアウトの部屋の設定の仕方などのケースによってさまざまですので，ファシリテーターと話し合いながら使ってみましょう．

　タイムアウトは西欧諸国の文化とされがちですが，これが有効だったといってくれる親が日本でもみられます．ケースバイケースで本当に有効になることもありますので，使い方を工夫してみるのもいいと思います．

「タイムアウト」

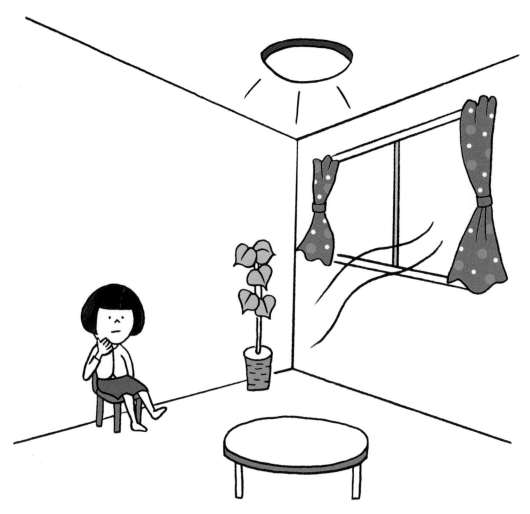

・問題が起こった場所と別の部屋
・興味をひくものがない
・危険なものがない
・風通しがいい
・明るい

【加藤則子】

この項についてのより詳しい知識，より深い理解のために，トリプル P「すべての親のためのサバイバルガイド」(DVD)があります.

詳しくはトリプル P ジャパン HP(http://www.triplep-japan.org/)を参照の上，お問い合わせ下さい.

6　17の技術を有効に使う

1　技術の応用こそトリプルＰの底力

　トリプルＰの育児技術の内容は，親と子に実際の行動変容をもたらすように工夫されたものです．育児技術を17にまとめたこと自体ずいぶん工夫をこらしたものですし，17の技術の1つ1つも，これまで述べてきましたようにすぐれています．

　ただ，17の技術の内容を知ったところで，トリプルＰの教える育児技術のごくわずかを知ったにすぎません．親の受ける育児プログラムでは，その親子のあり方をどのように変えていきたいかという目標を設定したり，子どもの行動の状況をモニターしたり，その親子や家庭の抱える問題について評価し共有するなどをします．

　また，17の技術を学んだあと，今度はそれらの効果的な組み合わせを学びます．すでに17の技術の説明のときに組み合わせた例を示しましたが，実際のワークでは，これをさらに発展した組み合わせが紹介されます．応用範囲は無限だということですね．

　これに加えて，使ってみてどうだったかを自己評価し，次の取り組みの方針を考えていきます．自分で考えて行動し，問題解決できる力を身につけるこのプロセスを自己統制といい，サンダース教授がもっとも重要視しています．17の育児技術の応用として，計画された取り組みが重視されます．これが実際での育児生活と技術の距離をぐっと縮めます．これだけ工夫を凝らし，なおかつ客観的評価指標を用いて有効だというエビデンス(根拠)が出ています．

2　ロールプレイの魔力

　トリプルＰのトレーニングなどにたいてい出てくるのが，ロールプレイです．して欲しいことをはっきりと穏やかに伝えることから始まって，聞いてくれたら褒め，聞いてくれなかったらいろいろな場合にわけてやりとりが展開されます．技術を単独ではなくに組み合わせて行うといかに有効かというためのもので，トリプルＰのプログラムでも親に実際にやってもらいますし，ファシリテータートレーニングでも同じようなことをやります．

　筆者も，とにかくトリプルＰがどんなものだか知りたかったので，このロールプレイを懸命に行いました．トリプルＰの活動をするには，ファシリテーターの資格をもっていたほうがいいという気持ちも手伝い，養成講座を受講しました．最初はロールプレイをやらなければいけないものだから行う，という感じでした．興味を感じいろいろな種類の養成講座を受講していくうちに，思春期向けのコースを受けることになりました(後の項で述べますようにトリプルＰには

いろいろなオプションがあります）．

　トレーナー(ファシリテーター養成講座の講師)の方が上手だったからかもしれませんが，いざ，ロールプレイとなり，泣き暴れる思春期の子ども役であるトレーナーに向かって，お手本どおりに落ち着いて言い聞かせました．すると思春期の子ども役のトレーナーが，すっと態度を変え，"わかったよママ"と快く従ってくれたのです．私自身，思春期のわが子に落ち着いて言い聞かせたこともなければ，快く従ってもらったこともありませんでしたので，ロールプレイとはいえ，未曾有の体験でした．わが娘は，現在では 2 人とも 35 歳を越えていますので，今さら実践できないのは仕方ないのですが，架空のものとはいえ，成功体験があるということはないとは大分違います．

　10 歳までの子どものための標準型の場合でも，はっきりと穏やかに伝えるということをまったくしたことがない親がいるかもしれませんし，子どもが従ってくれたことなどないと感じている人もいるかもしれません．それでますますこころが引けてしまって子どもと建設的な関係が作りにくくなっていることもあるかもしれません．このロールプレイでいろいろなことを感じることで，そういった悪循環から抜けだせるかもしれないと思います．

3　テーラーメイドの育児技術

　知れば知るほど味が出て奥の深さを知ることのできるトリプル P ですので，今までの私のお伝えの仕方では，実はまだ不十分かもしれません．もしかしたら，間違って伝わってしまうかもしれません．

　トリプル P は，技術を組み合わせるなどして，家族 1 つ 1 つにとってテーラーメイドの育児技術に作り変えていくことに特徴がありますが，ファシリテーターやトレーナーにとっても似たことがいえ，必ず守るべき共通事項をおさえたのちは，ファシリテーターやトレーナーの数だけトリプル P の解釈があるかもしれません．たくさんの親にトリプル P を経験してもらい，たくさんの保健，医療，福祉，保育関係の方々にファシリテーターの養成講座を受けてもらい，いろいろな理解の仕方を語り合いたいという気持ちでいっぱいです．

【加藤則子】

7 子育てをもっと楽しくするために
──アドバイスのポイント

　保護者へのアドバイスは何のために行うのでしょうか．それは，保護者に子どもを大切に育ててもらいたいためです．ではなぜ，子どもを大切に育ててもらう必要があるのでしょうか．それは，子どもの人権を守らなくてはいけないからです．子育てが少なくとも楽しいことばかりではないことは筆者も承知していますが，保護者にはそれを乗り越えてできるだけ楽しく子育てを行ってもらいたいのです．そのために，ファシリテーターが保護者にアドバイスをするときのポイントをいくつか挙げます．

1 アドバイスの際の立ち位置

　通常，話をするときは対面で行いますが，保護者とファシリテーターが並んで子どもと対面する方式はいかがでしょうか．保護者が子どもを抱っこしてアドバイスを受けると，子どもと保護者が一体化してしまい，保護者は子どもの問題を自分の問題と混同しがちです．また，ファシリテーターにも，保護者と子どもの両者に問題があるようにみえないでしょうか．ファシリテーターと保護者が同じ位置から子どもをみることで，同じ立場で一緒に考える状況になるかもしれません．

　もちろん，子どもがその場にいないときは保護者と対面で話をしますが，複数の大人がいるならば，保護者1人に対してファシリテーター側の人数が多くならないように配慮します．このようなアドバイス時の場面設定からも，保護者は「子育ては1人ではない」ということを感じてくれると思います．

2 アドバイスの伝え方

　保護者がファシリテーターの前に来てくれたことを感謝します．なぜならば，保護者は子どものために何かをしようとしているからです．その姿勢を十分に理解しなければ，保護者の立場に立っているとはいえず，どんな言葉を使っても届かないかもしれません．保護者の気持ちに寄り添うときには，保護者の言葉を正確に復唱しつつ，「そう，○○なんですねぇ」「○○だったんですね」と確認することで，保護者は聴いてもらえたと安心します．ファシリテーター自身の考えを言うときには，「○○なのかなぁ」と断定しません．この積み重ねから，保護者は自身の気持ちを十分に受け止めてもらえたと感じ，ファシリテーターに対する信頼が生まれてきます．なかには早急にアドバイスを求める保護者もいますが，多くの場合，その関係ができてからアドバイスを始めても遅くはないようです．

55

　アドバイスをする際には，保護者がその内容を十分に理解し実施できるか，一度立ち止まって考えることが重要です．保護者は，その場で分かった気がしても，これまでに自身が経験したことがないことは実行が難しいようです．たとえば，ファシリテーターが「1 日に 1 つ，子どものよいところをみつけて褒めて下さい」と言っても，保護者自身が子どものころに褒められた体験が乏しい場合には，どうしてよいか分からず，わが子を褒めることができないのです．このように，ファシリテーターにとっては簡単に思えることでも，相手には必ずしも同じではないことに留意しなければなりません．

　このようなことを回避するには，アドバイスの内容をどこでどのように実施するか，具体的に生活場面を設定して一緒に考えるとよいようです．そうしなければ，せっかく時間をかけて行ったアドバイスが生かされず，問題の解決にはつながりません．

3　「気づき」について

　保護者が子どもの問題をどのように気づいているかによって，アドバイスの方法が変わってきます．たとえば，**表Ⅰ-7-1** のように 4 つの種類の保護者とファシリテーターの「気づき」の組み合わせがあり，それぞれのズレを調整することが大切です．どのようなズレがあるか紹介します．

① 関係者も保護者も気づいている場合

　双方とも気づいているということでは一致していますが，気づきの具体的な内容や程度までが同じかどうか確認する必要があります．

　たとえば，保護者は子どもに食べ物の好き嫌いがあると心配していても，関係者は子どもに人や物に対するさまざまなこだわりがあり，食べ物に対するこだわりはその 1 部とみていることがあります．保護者は偏食をなくすための具体的な指導方法を求め，関係者が子どものこだわり全体を考慮した接し方を提案しても，すべてが実施されることはなく，期待される効果も得られないでしょう．

表Ⅰ-7-1　気づきのズレ

		保護者	
		「気づき」あり	「気づき」なし
周囲（園・学校）	「気づき」あり	保護者も気づいており，周囲も気づいている子どもの状態	保護者は気づいていないが，周囲は気づいている子どもの状態
	「気づき」なし	保護者は気づいているが，周囲は気づいていない子どもの状態	保護者も周囲も気づいていない子どもの状態

だからといって関係者が自身の認識を最初からすべて保護者に伝えればよいというわけではありません．ファシリテーターは双方の心配ごとを聴取し，一致する点と相違する点を中立の立場で示していきます．

② 保護者は気づいているが関係者は心配していない場合

まず，保護者はきょうだいに比べて言葉が遅いと心配していますが，関係者は年齢相応と考えている場合があります．保護者が育児書などの情報を誤って受け止め過剰に心配していることもあります．ここでは子どもに問題はありません．

他方，子どもの忘れ物が多いため保護者が毎日子どもの手伝いをしている場合，関係者には忘れ物をしない子どもとして問題が気づかれないことがあります．

ファシリテーターには，前者の場合では，頭ごなしに保護者の心配ごとを否定するのではなく，その心配する気持ちに寄り添う役割が求められます．保護者自身の悩みや家族のことなど，心配のもとと考えられることがあるかもしれません．時期をみて，適切な相談機関を紹介することを考えます．また，保護者自身に発達障害の素因があり，子どもに関する情報を適切に理解することが難しい場合もあります．後者の場合では，子どもの状態について，関係者へ適切に伝達する方法を保護者とともに考え，アドバイスの実施状況を確認するため関係者に必要な協力を依頼する役割が求められます．

③ 保護者は気づいていないが関係者は気づいている場合

たとえば，集団生活のなかで友だちとルールに従った遊びができなかったり，集まりのときにみんなと一緒に座っていられなかったりする子どもの様子は，家庭には存在しない園や学校のみの環境であることから，保護者には問題と認識されない場合があります．

園や学校では，同年齢の多くの子どもたちをみてきた保育士や教師の気づきが保護者と共有されず，「どうしたら相談機関につなぐことができるか」という悩みが多いようです．「園から，病院へ行くように言われた」として，すでに感情的なもつれが生じていることも少なくありません．紹介されたファシリテーターは，保護者からは園や学校の味方とみられがちです．保護者の同意を得て情報を集めるときであっても，常に中立の立場を保つよう注意が必要です．

④ 保護者も関係者も気づいていない場合

子どもの夜泣きを「子どもってこんなもの」と保護者が抱え込んでいれば相談することがないため，関係者にはわからず，問題にならないことがあります．また，おとなしい子どもも「手がかからない子」として相談されることはありません．

保護者が「育てにくい」と感じ，ストレスをためながら子育てをしていることがあります．それは保護者にも子どもにもよくないことです．ファシリテーターは，「育てにくい」という保護者の感覚に敏感になり折にふれて確認していく作業と，「いつでも相談を受けてもらえる」安心感を保護者に与える姿勢が必要です．

このように，保護者と関係者の「気づき」にズレがないか，また，1つのサインに他のサイン

表Ⅰ-7-2　保護者の「気づき」の深さと方向性

気づきの深さ	
1. 気づいたとき	
2. 心配になったとき	
3. 心配が続くとき	
4. 相談に納得できないとき	深い
5. 解決できないとき	
6. あらたな心配が生じたとき	
7. 確認したいとき	

気づきの方向性（何を心配しているか）
1. 原因を心配
2. 症状を心配

が隠れていないか，ファシリテーターには付随してよくあるサインの有無を確認していくことが必要です．またズレがある場合にはていねいに事実を確認しあいながら調整することによって，アドバイスが有効に活用されていきます．

　気づきの組み合わせには前述の 4 種類がありますが，その他に深さと方向性もあります（表Ⅰ-7-2）．すなわち，保護者が気づきを得てどのような時期にあるのか（深さ）を知り，何を気づいて心配しているか明確にすることも大切です．このような手続きを踏むことによって，保護者の立場を理解しともに考える土台ができ，信頼関係が築けるのだと思います．決してアドバイスを急がない理由もここにあります．

4　相談を継続してもらうために

　保護者に心配がある間は相談を続けてもらう必要があります．そのために「いつまで」「こうなったら」などと具体的な目標を定めます．「何かあったら」という例示は，保護者にとって「何か」の予測がつかず難しいようです．また，「このようになったらこうしましょう，このようにならなかったらこうしましょう」と，反対類推を省略せず，ファシリテーターの今後の方針を前もって伝えておくのも，保護者には見通しがもて安心につながるようです．

　また，うまくいかなかったときの心構えを伝えておくことも次の相談につながります．アドバイス通りにうまくいかなくても，あるいはしなくても，目の前に相談に来てくれたことは，何とかしたいという保護者の願いであり，その思いに寄り添っていくことこそが相談のあり方だと考えます．

　ただし，結果が出ないとだんだん心配になってきます．そんなときは，いつまでも 1 人で抱え込まずに他の機関と連携をとっていきます．

5　連携をするということ

　通常，保護者と 1 対 1 で相談を開始しますが，うまくいかないとき，あるいは気になるときは，保護者の同意を得て身近な関係者に相談します．自分のアドバイスの方法や気になっていること

を確認するためです．方向性に間違いがないことを確認しながら再度取り組んでいきます．それでも解決しないときは，専門職や地域の社会資源を利用して，連携の段階を踏んでいきます[1]．

　そのような連携の段階をファシリテーター個人に，また組織内に確立しておく必要があります．そうしなければ，アドバイスが個人技で終わったり，ファシリテーター自身または組織自体が相談を抱え込んでしまうからです．連携によってお互いの考え方やアドバイスの方法が理解され，信頼関係が築かれ，連携がより強くなっていきます．そのために，常日頃から連携する相手と顔見知りになるような機会をもつことが必要だと思います．

6　アドバイスの最後に

　アドバイスの最後に，ファシリテーターは次のことを確認しなければなりません．
① 保護者に，子育ては1人ではないと感じとってもらえたか
② 保護者は，アドバイスされたことを理解してくれたか
③ アドバイスの内容は，その保護者にとって実施可能なものであったか
④ 保護者がアドバイス通りにできなくても再挑戦の機会を設けているか
⑤ 保護者に相談を続けてもらう関係を築けているか
　などです．もし，心にひっかかるものがあるならば，そのままにせず再度確認することが大切です．1人が疑問に思ったことが重なりあって見落としにつながるからです．たとえば，虐待の場合も，誰かが気づいていても「他の誰かがやってくれている」とそのときの確認が不十分だったために対応が遅れることもあるからです．アドバイスを振り返り，自分のなかに疑問を残さないような習慣を身につけていくことが望まれます．

ファシリテーターのために

　多くの相談を受けてアドバイスを続けていると，ファシリテーター自身が疲れてくることがあります．そんなときにファシリテーター自身が相談できる，あるいは心のバランスをとる機会が必要です．けっして1人で抱え込まず，仲間がいること，相談できる人がいることが大切であり，逆にファシリテーターを1人にしない組織であることを望みます．

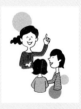

●文　献●
1）秋山千枝子，堀口寿広，編著：スクールカウンセリングマニュアル（第2版）．小児医事出版社，東京，2009．

【秋山千枝子】

第 II 部

やってみよう
「前向き子育て」

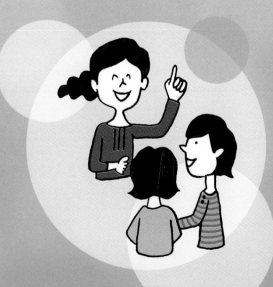

1 トリプルPがもたらすさまざまな変化
──保護者の声

A　トリプルPグループワークを体験した保護者の声

　トリプルPのグループワークに参加し，前向き子育てを実践した保護者は，子どもとの関係が改善することだけでなく，自分自身に自信をもてたなど，様々な成長を体験されます．ここでは，実際にトリプルPグループワークを体験した保護者の方々に，その感想をよせていただきました．

1　7年続けて感じた「前向きな気持ち」のもつ力
　〜長女と一緒に前向き子育て〜　　　　　　Sさん（30代・母親）

　かんしゃく・ぐずりがひどかった長女が2歳8カ月でトリプルPを受講して以来7年，続けてよかったと思うことがたくさんありました．

　受講の約1年後，長女が3歳11カ月のとき，次女を出産しました．「愛情を伝える」「描写的に褒める」などの技術は意識して続けてきたものの，次女の誕生で生活は一変．長女との時間も確保しつつ次女の世話もするため，「長女の子育て」から「長女と一緒に次女の子育て」をすることにしました．

　長女には，赤ちゃんにはすべてのお世話が必要なこと，長女が生まれたときに私たちがしたように，愛情をもって次女を育てる手伝いをして欲しいと気持ちを伝えるようにしました．

　はっきり穏やかに「バスタオルを1枚用意してここにおいて」「出かけるからおむつを4枚とお尻拭きをポーチに入れて」など伝え，2度目からはアスク・セイ・ドゥで確認して，できたら描写的に褒めるようにしました．長女は大活躍しました．夫よりも頼りになりました．

　長女や次女へ愛情を伝えることも意識して続けました．一緒に次女の世話をしながら「あなたはお風呂のときはいつもご機嫌だったよ」「おむつ替えのときにすぐ転がっていったよ」など，長女の赤ちゃん時代の話をすると，とても喜んで聞いていました．

　次女が成長し，できることが増えると長女は「みーちゃん，こんなこともできるようになってすごいね．」「こんなにまっすぐ線引けるんだね．」「きれいな色をえらんだね．」など，たくさんの褒め言葉が溢れるようになりました．

　ある早朝，それまでオマルを使っていた次女（当時1歳後半）が，長女（当時年長）と一緒にトイレから出てきました．長女に聞くと「みーちゃんがおしっこしたいって起こしてきたけど，お母さんもお父さんも寝てるし，自分にはオマルの後始末ができないからトイレに連れて行った．」と言います．

　私はそれをきいてびっくりしました．長女が自分のできることを考えて行動したこと，次女に
やり方をきちんと教えることができたこと，自信をもって自分で判断したこと，そして何よりも
驚いたのは，次女が親である自分ではなく長女を頼ったことです．長女の愛情はしっかり次女に
伝わっていると感じた瞬間でした．

　今長女は小学 4 年生で，学校でも友だちのよいところを見つけては描写的に褒めているようで
す．そのおかげで，友だちからは「一緒にいると楽しい」「話すと元気がでる！」と言われ，男
女問わず誰が長女と先に話すか毎日ジャンケンが始まるなど，まるでマンガのような人気者に
なっているとのことです．休み時間も，いつもたくさんのクラスメイトに囲まれてすごく楽しく
学校生活を送ることができています．

　勉強でもトリプル P の影響がありました．「ここ，工夫したね」「この字のハネが上手」「自分
の考えをまとめるのいいね」などと，描写的に褒めることを入学以来続けてきました．

　勉強は私がみていますが，これ以外特別なことをしていません．その割には学力テストなどで
もかなりよい結果が出ていて驚いています．

　改めて，前向きになることの大切さを実感しました．受講して，続けてきてよかったと心から
思っています．

2　子育ては大変だ！　みんなの支えとトリプル P で取り戻した娘の笑顔
M さん（40 代・母親）

子育ては大変だ！

　私には 3 人の娘がいる．上から 28，19，11 歳．3 人ともそれぞれ父がちがう…．長女は中 2
のときから難病を抱えている．三女は発達障害を抱えている．

　問題は二女．私が再婚．三女を生み，三女は発達障害のため，私がつきっきりだ．今思えば，
二女にはなかなかかまってあげられず寂しい思いをさせていた．

　そして下手くそな私の子育て…．その時の気分や体調で，感情丸出しで子ども達に接していた．
二女はチックになった．どんどん二女との関わりが大変になって，親子関係がめちゃくちゃに
なって，手がつけられない状況…．取っ組み合いの言い争い！もう限界！もうこの子を育てるの
は無理！とさえ思った．今，振り返ると最低最悪の母親だった．

　それでも，病院のソーシャルワーカーや教育委員会の人，その他多くの人々に関わってもらい
ながら，その場しのぎの子育てをしていた．そんな時，ソーシャルワーカーが「M さんにピッ
タリな子育て法をみつけたよ」と「トリプル P」という子育て法を教えてくれた．頭の悪い私は
たくさんの技術は覚えられないし，使えない！

　それでもまず，「褒める」から始めてみた．しかし，二女の褒めるところを見つけられない．
しかも普段褒めたこともないのに難しい…．病院で毎週行われている子育てミーティングに参加
しながら，アイディアをもらい，「あたり前のことを少しずつ褒める」を実行してみた．最初は，
ぎこちなく，二女も褒められ慣れてないし「きもっ」とか言われた．この「きもっ」に私はまた
頭にくる．ここまで崩れた親子関係の修復はかなり難しい．だから時間をかけた．これでも
か！っていうくらい．そして，段々二女も受け入れてくれるようになってきた．

そんなある日，二女が言った．「褒めてもいいけど，人前ではやめて」．やっと兆しがみえてきた．あと言葉遣いにも気をつけた．子どももトリプルPの技を取り入れた．例えば，「廊下は走らない！」→「廊下は歩こう！」みたいに．言葉を変えるのも結構苦労した．でも頑張った．上から目線でものを言わないように気をつけた．「やれ！」ではなく「やろう！」みたいに．たまに間違えて命令形になるときもあった．言葉の力も大きいと感じた．

そうして，1年程経ったある日．私は見た！　娘（二女）の笑う顔を．この子って笑うんだ．忘れてた，と思った．久々に見た娘の笑う顔，声．何かうれしくなった．

途中，トリプルPを忘れ，感情的になって喧嘩もしたけど，トリプルPの技を取り入れながら，親子の土台作りを少しずつ頑張った．どんなに忙しくても，娘が話しかけてきてくれたら1回手を止め，話をきく．そして褒める．命令形で言わない．この3つは私のなかでは重要．段々よい親子関係になっていくのが楽しかったし，うれしかった．

そうして8年くらい経った．トリプルPのグループワークに参加して，一応ちゃんと習得したのだけど，やっぱり頭の悪い私はすぐ忘れちゃう（笑）．でもいくつかの技術で何とかこんとか子育てを頑張ってみた．結構，効果はあると実感してる．まあまあ普通のお母さんに近づいたように思う．ここまでくるのにたくさんの人の助けとアドバイス，そして元気をもらってやってこられた．

私は思った．きっと他にも私のように困ってるお母さん達はいるはずだ．トリプルPを知って欲しいな〜と思ったら落ち着かず，サークルを作ることにした．サークルで集まっては，子育ての「あるある」を仲間に共感してもらい，応援し合っている．聞いてくれる人がいるって大切．サークルを始めて6年くらい．何でも話せて安心できる場所にしていきたい．

最後に二女の話に戻る．娘は，今は高校を卒業し就職しているが，とてもよい子に育ったと思う．社会人になった娘だけど自慢の娘だ．私はトリプルPのスキルを今でも娘に使うことを忘れないように努力している．継続は力なり．あんなに大変だった娘，一時はもうこの子を育てられない！とすら思った自分が恥ずかしい．トリプルPに助けられた．もちろん，子育てはまだ終わっていない，これからも頑張ってトリプルPを取り入れ，少しでも笑顔で子育てをしていきたい．

3　困難だった海外生活　自分の軸となり家族を支えた前向き子育て

Ｋさん（40代・母親）

授乳すらうまくできず，ベッドに置くとすぐに起きてしまう娘を1日中抱きながら，「人生初の挫折だ」と寝不足のぼんやりとした頭で思ったのが子育ての始まりだったと思います．小さい頃から真面目ないわゆる優等生で「人生為せば成る」と本気で思っているほど，自分で努力して夢を叶えて生きてきたように思っていました．子育てになるとどうやって努力していいのかも分からず，まして自分がどんなに努力しても子どもは思い通りになんてならないことに気がつき，子どもとの向き合い方が分からなくなり，ずっともがいていたように思います．

私がトリプルPを受講したのは，上の娘が4歳，下の息子が2歳になったばかりの頃で，子育ては手探りだと感じていた私にとって，「やっと子育ての具体的な方法を教えてくれる人がい

た！」と心からほっとした気持ちになりました．実際にこういうときはこうすればいいという明確な行動レベルでの子育て方法はまさに求めていたことでした．少し叱りすぎちゃったかなと思う日も，「あそこで計画的な無視をすべきだった」「もっと早く活動を取り上げていたらあそこまで姉弟の喧嘩にならなかった」「行動チャートを書いてみようかなあ」などと自己嫌悪にならずに自分の行動を後から考えて「次はこうしよう」と前向きにとらえることができるようになり，反省ばかりの苦しい子育てから解放されたように思います．

　トリプルＰを受講してしばらく経ち，たまにテキストを見返しては，はっとするような日々を送っているところに，急に夫のドイツへの転勤が決まりとんでもなく心がざわざわしました．特に娘は赤ちゃんの頃から，なにかと敏感で新しい環境や知らない人が苦手で本当によく泣く子でしたし，緊張を迫られる場面が続くと体調を崩したりすることがあったので，私が常に先回りして，難しい環境に置かれることを回避できるように大切に育てていました．ドイツでも今まで通り先回りして子ども達の不安を解消しようにも，ドイツでの生活体験がないのでイメージがつかず，アドバイスすらできず，さらに，公的な書類は当然ドイツ語なのでほとんど意味が分からず，結果，子どもたちをドイツ社会にただ解き放つ形になってしまいました．毎日毎日，「何もわからない」「行きたくない」「怖い」と泣きわめく子ども達を引きずるように学校と幼稚園に送り，「親の都合で申し訳ない」と泣きながら帰宅するような日々がしばらく続きました．

　私にできるのは，子ども達が家に帰ってきたらとにかく温かく安心できる時間を作ること，家族みんなで良質な時間を過ごすこと，そして，もう１つは子どもたちがドイツ社会に入っていくために私自身がドイツ語を身につけ，とにかく率先してドイツ社会に入って行ってよい手本を示そうと決めて毎日を過ごしました．時々不安になると日本からお守りのようにもって行ったトリプルＰのテキストを開いて「これで大丈夫！」と確認しながら，子どもたちが楽しく過ごせる日がくるのを信じて待つことができたように思います．

　２年４カ月の滞在を経て帰国してから，あっという間にもう２年が経とうとしていますが，子ども達自身が本当に苦労しながらもドイツ社会に入って友情を育み，多くの素晴らしい体験を通じて得た力は今も彼らのなかに太く強く生きているのを感じます．

　かつて私は子ども達がかわいいばっかりに「子ども達が困らないように進む道の障害を取り除いて助けてあげなくちゃ」と思いながら子育てをしていたように思います．しかし，ドイツに暮らし，助けてあげたくても助けてあげられないと思ったときに，子ども自身の力を心から信じて，成功を願い，そっと背中を押し，家の門を広く開け，家の中を明るい光と温かい空気で満たして，ただ無事に帰ってくることを祈るように過ごした日々はこれからの子育ての大きなヒントになったと思います．

　難しい環境に置かれても「私の子育ては大丈夫だ」と思えたのは，迷ったときに立ち返れるトリプルＰという変わらぬ軸があったことが大きかったと思います．これから子ども達の成長とともに新たな課題がたくさんあると思いますが，子ども達の力を信じて一緒に楽しく乗り越えて行きたいと思っています．

おわりに

　グループワークが終わる頃には，保護者の方々の表情が明るくなったことを感じます．そして，親子の成長に関わるうれしい言葉をたくさん聞かせていただけます．トリプル P での学びは保護者にとって長きにわたり自分自身を支える軸となります．これこそが，トリプル P の目指す“自己統制”なのだと実感します．プログラムを通じた出会いと対話のなかでファシリテーターも日々気づき，励まされ，成長していけます．少しでも多くの方に前向き子育てを体験して欲しいと思います．

【澤田いずみ】

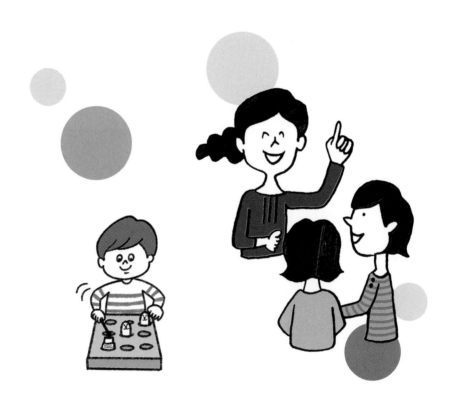

B　トリプル P を体験した保護者の気づきと成長

　私がトリプル P を香川県に初めて導入したのは，2015 年 4 月でした．最初の受講者はたった 1 人でしたが，その後は数人〜10 人程度でグループトリプル P を行ってきました．トリプル P を香川県中に広げたいと思い，「NPO 法人　親の育ちサポートかがわ」(https://oyasapo.wordpress.com/) を設立したのが，2 年後の 2017 年 4 月です．グループトリプル P に加え，幼稚園や保育所，子育てセンターや行政の子ども課などが企画した会で単発のセミナーを数多く行い，トリプル P の子育て技術やメッセージを伝えてきました．2020 年 6 月からはコロナ禍もあり，オンライン (Zoom) による子育てチャットルームを毎月 1 回 1 時間行っており，そこでトリプル P の紹介とともに，子育て技術について学び，それについて保護者同士で話し合う機会を提供しています．

　さまざまな保護者が子どもの言動に悩み，試行錯誤をしながら子どもと接しています．うまくいかない現実に，「子どもに問題があるのか？」「親としてもっとやりようがあるのではないか？」「とにかく何とかしたい」など，切羽詰まった思いで，トリプル P を受講されています．初めてお会いするときは不安そうな顔をされていても，セッション 3 のときには必ず笑顔をみることができます．セッション 2 で 10 の子育て技術を学び，できる範囲で 1 週間取り組んだ後は，誰しも手ごたえを感じるものです．ファシリテーターの私たちもその成果に心から喜び，拍手を送ります．そして，セッション 8 では参加者全員がすっきりした顔で，自信に満ちた顔つきをしています．

　「子どもが変わった」ということよりも，「親自身が変わった」という事実に驚き，喜んでいるようです．「子どもを変えよう，変わるべきだ，子どもが間違っている」という考え自体が変わり，子どもへの関わりについて見直し，対応についてその都度考えるよう努められるようになるのです．また，意識的に「エスカレートの罠」に陥らないように落ち着いて話すことを心掛けたり，パートナーに子どもへの接し方やしつけについて話し合うことができたというのも大きいようです．

　実際，「子どもが変わっていない」こともあります．「変わっていない」が，「親自身が変わったことで気にならなくなった」とおっしゃる保護者も少なくありません．それは「そのままでも問題はないのだ」，または「少しだけ待てばやるのだから，待ってあげればいいのだ」，「すぐにはできない事情が子どもにもあるのだ」など，子どもの行動への見方，とらえ方が変わったのです．そして，参加した保護者のみなさんがおっしゃいます．「すごく楽になりました」と．楽になることで，笑顔が増えたのだと思います．そのことで，家庭に穏やかな空気が流れ，子どものかんしゃくが減り，保護者の言葉に耳を傾ける場面が増えたのでしょう．

　今から具体的な事例をみていきましょう．

1　セッション 1 で行う「行動日記」を実践して

　A さんは 9 歳と 7 歳の男児を育てる母親です．行動記録の利用で 7 歳男児のかんしゃくの原因が判明し，適切な対応をとることができました．弟のかんしゃくの対応に困っており，いつもは落ち着くまで放置していました．かんしゃくを起こしたときの記録を取ると，兄が順番を守らな

かったり，横取りしたときに弟がかんしゃくを起こすことが多いことに気づきました．そのようなときは，兄に弟や妹が嫌な思いをしていることを穏やかに伝え，弟がかんしゃくを起したときはすぐに隣に行くことにしました．すると，かんしゃくの回数も減り，機嫌が直る時間も短くなりました．

2　セッション2で行う「子どもと話す」「子どもを褒める」を実践して

　Bさんは5歳男児を育てる母親です．この男児は失敗することが嫌で，少しでも難しく感じたら取り組まない傾向があるそうです．そのため，普段から「間違っても大丈夫」「間違いに自分で気がつくのは賢いからだよ」と声を掛けました．また，できないことではなく，できたことに目を向けて声掛けをするようにしました．保育所の登所時には，スモールステップの目標とし，「今日は元気にあいさつができたからすごい！」「今日はまっすぐお部屋まで歩けたからすごい！」と声掛けをしました．できたとき，頑張っているときにすぐに褒めると，とてもうれしそうで，より懸命に取り組んでいました．気分がよくなると自己肯定感が上がるのか，さまざまなことに自分から取り組んでみる姿勢がみられました．

3　セッション3の「はっきりと穏やかな指示を与える」を実践して

　Cさんは2歳女児と4歳男児の父親です．自分自身は仕事が忙しく，平日は子どもの寝顔しかみることはできませんが，週末は子どもと関わる時間をもつことができています．このご両親の1番の悩みは，子どもたちが自分たちを「無視する」ことです．「片づけなさい」，「幼稚園の準備をしなさい」，「早くご飯を食べなさい」，「お風呂に入りなさい」など1日に何度も声掛けをしていますが，まったく返事もせず，おもちゃで遊び続けているそうです．子どもに無視されるなんて，親としてバカにされていると感じましたし，最近は2歳の妹までも兄の真似をして無視するのです．そのため，母親はイライラして段々声が大きくなり，最後はいつも怒鳴り散らしてしまいます（エスカレートの罠）．父親のCさんはせっかちで何事もてきぱきとこなしたいタイプです．週末出かけようとしているのに，子どもがいつまでも準備ができず，ぐずぐずしていたり，声を掛けても行動を起こさない様子を見ると，母親と一緒になって怒ってしまうといいます．

　トリプルPの講座に参加した後，必ず課題として行うことになっているホームワークがCさんにはできませんでした．それは平日忙しく，ほとんど子どもと関わることができないからでした．ファシリテーターから叱られると思いきや，「無理しないで，できる範囲でいいです」といわれほっとしたそうです．トリプルPを通じて「子どもと良質な時間を過ごす」ようになると，子どもが自分たちを無視しているわけではないことが分かったそうです．親から指示されても返事をしないのは「遊びに夢中になっている」ので聞こえていないから，目を合わせて，「はっきりと穏やかな指示」を与え5秒待っていれば，返事をしたり行動を起こすことができ，または楽しんでいるんだからせかして片付けさせたり，出かける準備をするのは無理だろうと思えるようになったのだそうです．このように子どもの視点でみることができるようになると，すぐ動けなくても腹が立たなくなったそうです．また，子どもがやりたいことや，いつもやっているルーチ

ンを，親の都合でやめさせたり，変更している事実に気がつくと，前もって話しておいたり，タイミングを見計らうなど，子どもの気持ちに寄り添った行動を親として取ることができるようになり，子どものかんしゃくやぐずりなどの問題行動が減ったのだそうです．このようにしてCさん家の子どもの無視問題は解決しました．そもそも無視はしていなかったという事実に驚いたようです．

4 前向き子育て5原則の「親としての自分を大切に」を実践して

　Dさんは2歳女児を育てる母親です．小さいころから引っ込み思案で，人との関わりがうまくできなかったといいます．両親は共働きで，母親は厳しく，1度も褒められた記憶がありませんでした．だから，自信がなく，何かチャレンジする前にいつもあきらめていたそうです．DさんはトリプルPを受講することで，自分が「幼少期にかけて欲しかった言葉を学んで，何十年前の呪縛から解放され，気持ちが癒された気がします．『そのままでいいんだよ！』と当時の私に前向きな言葉がかけられた気になり，とてもうれしかったです」と語っていました．

　また，Dさんは○○するべき，○○しなくてはならないといった「べき思考」にとらわれていること，他人と比べて自己嫌悪に陥りやすいといった「思考の癖」があることに気がついていました．母親としてこうするべき，他の人はできているのに自分はできていないという考えは自分を苦しめるだけでした．特に自分の体調がよくないとイライラしたり，気分が落ち込んだり，むくみが出るなど心身ともにしんどくなってしまいます．育児，家事すべてにやる気がなくなり，ますます自分を責めてしまうのです．

　トリプルPでは，セッション1で「前向き子育ての5原則」を学びます．特に「親としての自分を大切にする」というのはDさんにとって衝撃的でした．今までは子どもを最優先にして，自分を犠牲にするべきだと，それが母親というものだと信じていたからです．しかし，トリプルPでは適切な子育てをするためには「親である自分を大切にしなさい」と教えます．Dさんにとっての「自分を大切にする」とは体調が悪いときは予定を入れない，ママ友からの誘いを断るなど，自分を最優先することでした．しんどいときは早く寝たり，夫に頼ることを徹底しました．次の日，元気に起きることができ，気持ちに余裕が生まれました．すると，イライラしなくなり，子どもに優しく接することができました．子どもに完璧を求めなくなり，できるときもあるし，できなくてもOKだと思えるようになったのです．

　トリプルPを学ぶと楽になるというのは，Dさんのように傷ついた幼少期の自分が癒されたり，子どもに何かをする前に自分を大切にすること，子どもだけでなく自分も褒め，労うことを学ぶからではないでしょうか．

5 発達障害をもつ子どもとトリプルP

　参加者のなかには子どもが発達障害だという保護者も少なくありません．Eさんは中学1年生の男児と4歳女児を育てる母親です．私がファシリテーターになって最初の参加者で発達障害をもつ男児のことでとても悩まれていました．

　Eさんの男児は保育所時代からうまくいかないことが増え，5歳児健診で発達の遅れを指摘されて療育をはじめたそうです．小学校では担任の先生に「これ以上責任もてません」といわれ，小児神経専門医を受診，発達障害の診断を受け，内服治療も始めました．学校では離席が多く，勉強に集中できませんでした．友だちとのトラブルも多く，苦情電話が殺到し，毎日謝ってばかりで母親として非常につらい毎日を送られていました．

　そんなとき，Eさんの女児が通っていた幼稚園から配布された「トリプルP」の案内をみて，「藁をも掴む思い」「最後の砦」と一筋の光を感じたそうです．育児をもう一度見直したい，相談したいという思いでいっぱいでした．

　トリプルPでの学びはすでに知っていることや実践していることにプラスして取り組めるものが多かったので，あまりプレッシャーを感じることはなかったようです．「自分の子育ての仕方が全部誤りだったわけではない」と知れただけでも，救われたとのこと．特に受講してよかったことは，学んだことをホームワークで実行し，次の週に進捗状況を確認してもらえることでした．これが1日だけの講習会との大きな違いです．

　トリプルPの講習は約2カ月ありますが，その後もフォローアップ研修を開催することがあります．フォローアップ研修ではトリプルPに参加した方々が集まり講習の復習をし，子どもの成長や課題について話しあいます．Eさんは研修のことを「若いお母さんから，孫育てをしている方まで，多くの話を聞くことは自分の子育てのヒントになるし，よい気づきになっている」といっています．Eさんが女児を連れてフォローアップ研修に参加したときのことです．しばらく他の子どもたちと一緒に静かに遊んでいましたが，そのうち小さい子がグズって母親のところに行きました．最後の挨拶のときEさんが「娘が小さい子の面倒を見切れなくてすみません」というと，そばにいた高齢の孫育ての方が「娘さんはいい子よ．よく面倒みていましたよ．（Eさんが）ちょっと厳しいんじゃない？」と優しく話していました．Eさんはガーン！と頭を横から殴られた感覚がしたのだそうです．今まで長男のことでひたすら謝ってきたせいで，子どものよいところをみるより，至らないところを見つけ，他人から指摘される前に謝っておくという癖がついていました．トリプルPを受講したというのに，大事なことが身についていなかったと素直に気づくことができ，もう一度トリプルPをやり直そうと考えたと語ってくれました．

　Eさんの男児は中学校に3年間，通学したものの，じっと座っていたり，板書を写すことが難しく，学習は定着しませんでした．高校は通信制高校のサポート校に通い，アルバイトをして適性を見極め，社会性を身につけました．そして卒業後はアルバイトでの仕事ぶりを評価され，就職しました．毎日頑張っているそうです．「勉強するようにもならなかったし，大学にも進学しなかった．でも，今の息子の様子を心からうれしいと感じる」と．

　トリプルPを受講したからといって，魔法のように子どもが変わり，問題が消えるわけでも，心配がなくなるわけでもありません．試行錯誤しながら，子育てをしていく過程で，トリプルPを通した学びと出会いがあり，多くの気づきがあるのです．みんなで学びあうことで，知らず知らずに人を支え，支えられながら親子共々成長していくのだと思います．

　Eさんは体験談で最後にこう語っています．「子育てに成功はあるのでしょうか？これからも皆さんと子育ての続きを語り合えたらいいなぁと願っています」．

6　HSC とトリプル P

　発達障害とは違いますが，HSC（Highly Sensitive Children）という生まれつき人一倍感覚が敏感な子どもを育てるのも難しいものです．HSC とは 5 人に 1 人の割合で存在するといわれており，大きな音や光，体に触れる生地などの刺激に対して敏感です．また，人の感情や気持ちにも敏感なので，場の空気を読み，人の気持ちを理解し，細かいことに気がつきます．そのため，人との関わりや集団生活が人一倍負担となり，不登校や行き渋りにつながることがあります．F さんは小学 1 年生の HSC の女児を育てる母親です．学校に行きたがらない子どもを責めて叱り飛ばす毎日だったそうです．子どもの特性を理解し，適切な対応を学ぶまで，相談機関を渡り歩き，学校に交渉し，毎日女児の登校に付き合い，心身ともに疲労困憊な状態でした．大変真面目な方なので，頑張りすぎて時々心が折れてしまい，ネガティブ思考に陥って体調を崩すことを繰り返していました．そんなとき，スクールカウンセラーから私が書いている「Dr. ひろみのハッピー子育てひろば」を紹介されて読んでみるうちに，「子育てについて一度ちゃんと学んでみたい」という気持ちになり，トリプル P を受講することを決心しました．

　F さんはトリプル P の学習に大変真面目に取り組んでいました．特にセッション 2 の「子どもの発達を促す」では子どもとよい関係を作り，好ましい行動を促すために目標を立て，日々実践してくれました．ですが，毎日子どもの行き渋りに付き合い，どうして自分だけこんなに大変なのかとつらくなると，褒めることも「無表情で口先だけになっていた」とお話ししていたのが印象的でした．「こんなにもストレスで押しつぶされそうになっているのに，これ以上何ができるのか，何をしなければならないのか，自分が発する言葉にもっと気を遣わなくてはいけないのか」と吐露していました．こういうパターンは子どもが HSC や発達障害であったり，保護者自身がうつ病などの精神疾患を患っていたり，夫婦関係が悪く，話し合いがうまくできない場合に多くみられるようです．

　このような場合，絵に描いたような「トリプル P の効果」はみられないかもしれません．F さんは体験談に「トリプル P を学んだことは，孤独だった私にとって大きな心の支えとなりました」と書いています．一緒にトリプル P を学んだ仲間たちが自分の話を大きくうなずいて聞いてくれたり，「私もそうです．わかります」と相づちを打ってくれたり，「F さん，よく頑張っていらっしゃいますね」といった励ましが F さんの折れそうな心を支えたのかもしれません．受講後もフォローアップ研修に顔をみせてくれたり，私たちの NPO の活動に参加し，学校で保護者の交流会を企画運営しています．そこでトリプル P をご紹介して下さっており，このように支えられた自分が他の保護者を支えたい，誰かの役に立ちたいと行動を起こす心の成長も長い目でみた「トリプル P の効果」ではないかと思います．

【鈴木裕美】

2 トリプル P のやってよかった体験談
──専門家の声

⠇1 臨床心理士の立場から

　2000 年に入った頃から，地域子育て支援センターや家庭児童相談室（以下「家児相」と略す）の日々の相談活動のなかで，「育児不安」や「子育て困難」「言うことを聞かないので，どうしても叩いてしまう」と不安そうに訴える親が多くみられるようになりました．しかし，この人たちのなかには親の深い心理的問題があるというより，子どもの扱いや子育ての方法が分からず，子育てスキルを身につけられるだけで多くのことが解消されると思えるケースも少なくありませんでした．

　また，こんな経験もありました．ある小学校の 1 年生の学級崩壊があり，学校の先生達と，CAP プログラム（人権教育プログラム：Child Assault Prevention，学校等で発達段階に応じ子ども，教職員，保護者に提供されるワークショップ研修）を実施したりして，学級崩壊の火種になっている子どもやクラスの子ども達の背景を探っていくと，親に叩かれたり，口での暴力で育てられたりしている子が実に多数いることが分かりました．しかし，暴力によらない子育てをどう身につけてもらうのか，途方にくれる思いがありました．

　このような状況のなか，オーストラリアで生まれた，親が自分にあった子育てスキルを着実に身につけ，前向きになれるペアレンティング・プログラム「トリプル P」があることを知りました．トリプル P に出会い「これだ！」と思いました．しかし，その頃まだ日本ではファシリテーターの養成講座が実施されていませんでしたので，私がトリプル P を知るきっかけとなりました NPO 法人児童虐待防止協会と朝日事業団で実施されていました「ペアレンティングを考える会」の先生たちとオーストラリアでの養成講座に参加し，このプログラムを日本に導入し，実施してきました．

① 実施状況

　トリプル P は親向け参加型の学習プログラムで認知行動療法が基盤になっています．

　幼児からティーンエイジャー（2 歳から 16 歳）までの子どもとの日常の関わりに使える，子育ての実用的な技術を学ぶプログラムです．平成 19 年度，摂津市では厚生労働省の児童環境整備事業の補助などを得て約 50 人の親に実施し成果をあげ，毎年実施する基盤を作りました．

　私自身は市の家庭児童相談室を退職後トリプル P を提供できるグループを組織し，このプログラムを必要として頂く関西の 2 府 2 県の市や児童相談所でセミナーやレベル 4 のプログラムを提供し展開しています．

「前向きな子育て」は建設的で，子どもを傷つけない方法を使い，子どもの発達を促し，子どもの行動を上手に取り扱うことを目的にしています．親子のよりよいコミュニケーションと，親の子どもに対する前向きな配慮は，子どもの発達を助ける基本になり，このような環境で育った子どもは，必要な生活技術はもとより，自分自身を素直に受け入れ自尊感情も自然に上げられるようになります．また，前向きに子育てに取り組みたい親だけでなく，虐待と認識していなかったり，ハイリスクな親にも受講しやすい利点があります．

② 実施結果

平成 19 年度事業では，虐待をしていると認識をしている親 6 人をはじめ，子どもが発達障害であると診断されている親，盗みや火遊びなど問題行動を子どもが呈している親など，子育てが困難であると認識している親も，多数学校などの紹介で受講されました．

トリプル P では，プログラムの受講前と後にアンケートを実施しその効果測定も実施しました．受講された母親のなかには，子どもが問題行動を起こしてばかりで，自暴自棄になっている保護者もおられましたが，受講され初めて子育てが楽しいと思えたと感想をのべられていました．そして，その後もよい状態が続いていると報告されています．このときの参加した親の精神状態 DASS と子育てスキル PS についての結果をみてみますと，すべての項目で，介入により値が変化し，効果ありの結果が出ました．特に，PS では「手ぬるさ」以外の項目で，統計的にも有意差がありました（$P < 0.01$）（**図Ⅱ-2-1，図Ⅱ-2-2**）．

また，子どもの強さと困難さのアンケート SDQ を使った質問紙では，子どもは情緒面では正常範囲にあるものの，それ以外の項目（行動・多動・交友問題・社会性）では境界範囲，または臨床範囲を示していました．プログラム介入後，情緒面以外の項目で統計的有意差はみられないものの，改善がみられました．

参加者の感想をひろってみました（感想は各年度，各市にまたがっています）．

A さん：「描写的に褒めるっていいですね．今までも褒めてはいたけど，何かに対して言うっ

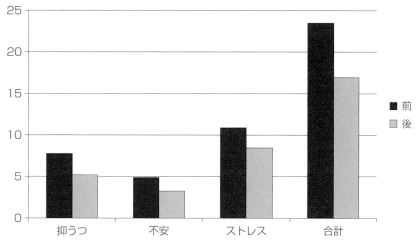

図Ⅱ-2-1　精神状態調査（DASS）

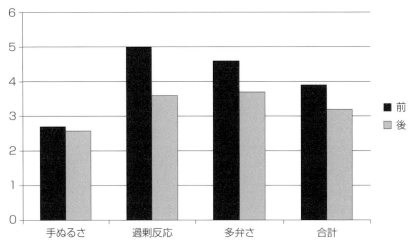

図Ⅱ-2-2　子育てスキル調査(PS)

ていうのはなかった．描写的に褒めるとよく伝わったみたい．逆に何が悪いのか，描写的に言う
ようにしたら，今まで叱るときは人格否定みたいになって，子どもがひねくれてたけど，今は行
動だけを叱るので，さっと直せるようになりました．（子どもが）すごい努力家なんだっていうこ
とに気づかされました．今まで『言っても言っても分からん子やな』って思ってたんですけど，
『あぁ，頑張るんや』って．」「怒鳴らなくてもすむのは自分でも楽ですよね．」

　Bさん：きちんと，"時をとらえて教える"ことを心掛けると，子どもの理解が増すことが実
感されました．今までもずっと自分が言葉足らずだったのかなって思いました．自分のなかで何
かが変わったなって思いますね．まだ，よく分からないけど…．」「今は子どもといい関係でいら
れるなって．何も知らないでやるより，いい関係になれました．」

　Cさん：「お・ち・つ・い・て」の5秒が私にとっての魔法の5秒になりました．自分自身が
穏やかに待つことで怒らなくてもよいことがたくさんあるので子育ても楽になった．子どもが
「ママ，大好き」と言ってくれるようになりとても嬉しい．日常的にセッション2のテクニック
を使い続けていくことで愛情たっぷりの子育てをしていきたいです．

　Dさん：最初は自分には無理かなと思っていましたが，自分に使えるスキルを使っていけばい
いことが，子育てを楽にしてくれました．電話セッションで先生に細かいことを話したり対応し
て頂けたりよかったです．

　Eさん：セッション2のスキルを集中的に使っていくことで，確実に子どものかんしゃくが変
わりました．褒める，注目する，クワイエット・タイムを使うことで子どものかんしゃくがおさ
まることで，自分の心に余裕がもてるようになりました．すると夫からも，「お前この頃変わっ
たな！」と言ってもらい母親として，少しずつ自信が取り戻せるようになれました．親が変わる
と子どもが変わり，また親が変わるというよいサイクルになっていきました．

　Fさん：子どもの対処だけでなく，親の困りごとにもフォーカスしてくれて，家族みんなを
救ってもらえる方法を教えてもらえた．…今までなかなかもてなかった自分に対する自信を少し

ずつ取り戻せました．…出会いに感謝でいっぱいです．

こんなエピソードもありました．
　Gさんのお子さんのJ君は度々火遊びをし，危うく火事になりかけたこともあったといいます．Gさんは J 君を始終怒っていなくてはならず，子育てがつらいものになっていました．
　小学校の担任の強い勧めでトリプルPに参加されましたが，子どもの褒め方や怒らずにルールを子どもと決めたりすることで，子どもがよく言うことを聞いてくれるようになったそうです．トリプルP修了後，プログラムを勧めて頂いた学校の校長から，「GさんがトリプルPに参加して，Gさんが変わられることでJ君の問題行動が無くなった」と担任からの報告を受け，お礼の電話を頂きました．その後，半年が過ぎたときも，まだ親子のよい状態は続いているということで，子どもの問題はほとんどなくなっているとの後日談も頂きました．

③　Zoom トリプル P

　2020年，日本ではコロナ禍が発生し，各地で対面のプログラムが実施できなくなり，プログラムを中止せざるを得ませんでした．
　一方，家庭のなかではステイホームなどで，子ども達も幼稚園や保育所，学校が休みになり，しかも家から出られないと家庭のなかで種々の問題がもちあがりました．
　このような状況のなか，加藤則子先生の科研費で Zoom によるグループトリプルPが4グループ実施されました．Zoom で実施すると，1グループのなかで，北は北海道から，南は沖縄など各地の方が入られて実施できるのは，参加者にとっても驚きで楽しい出来事でした．
　Zoom 実施後の効果測定は以下の通りでした．（実施した4つのグループの内の1つの結果）
　Zoom を上手く実施するためのパソコンの技術などを高める必要はありますが，ブレイクアウトルームを活用しての2〜3人での話し合いも可能で，前述のようにほぼ対面と変わらない効果

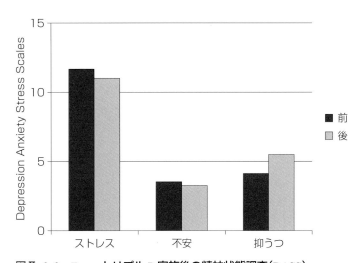

図Ⅱ-2-3　**Zoom トリプル P 実施後の精神状態調査（DASS）**

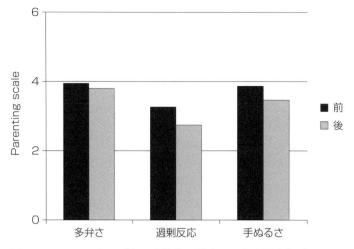

図Ⅱ-2-4 Zoom トリプル P 実施後の子育てスキル調査（PS）

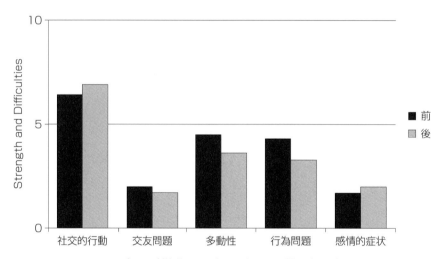

図Ⅱ-2-5 Zoom トリプル P 実施後の子どもの強さと困難さ（SDQ）
注：社会的行動は事後で数値が高い方が良い

があることが実証されました．

その後もオミクロン株などの変異ウイルスが広がるなか，30 人～ 40 人に対するセミナーなども安全に実施でき，レベル 4 のプログラムとあわせ各地で実施されています．

④ おわりに

前述した学級崩壊のあった学校でも，トリプル P を実施しました．その学校に通う児童の H さんの主訴は，発達障害の疑いでした．授業で描いた人物画も独特で身体のこなしも悪く，器質

的な可能性が高いと思われていました．しかし，種々の検査の結果は正常でした．その後，母の心理的ネグレクトが背景にあることが分かってきました．父も暴力はないものの，怒ると怖い人のようでした．しかし，なかなか継続した相談には応じられないままでいました．

　H さんの母は，学校の先生の紹介もあって，このトリプル P に参加してくれました．プログラムには，楽しそうに参加されていました．セッションのなかで，子どもに変わって欲しい課題を設定し，ご褒美を決める行動チャートを使うことになったとき，H さんを含む子ども達は「お母さんにお話をしてもらいたい」と言ったそうです．お母さんは「お話なんかできないわ」と言うと，5 年生のお兄ちゃんが「桃太郎のお話でもいいよ」と言い，「僕たちお母さんの声が聞いていたい」と言ったことを泣きながら話されました．「声が聞きたいなんて，私は本当に子ども達に色々指示はしていても，話はしていなかったと気づきました．先生達から言われたことが，やっと分かった気がします．」

　トリプル P は親が自ら気付き，解決する力をつけられるプログラムであると実感しています．

　また，各市では父親ばかりで実施する「父親向けグループトリプル P」や「夫婦できく前向き子育てセミナー」など，色々工夫してトリプル P を展開してこられています．参加された父親は，「子育てにも役に立ちますが，会社でも役に立ちました．トリプル P は人と関わるすべてに役に立つ，人間学ですね」との感想が忘れられません．

●文　献●
1）荒牧　重人，ほか．子ども支援の相談・救済．日本評論社．95，2016
2）白山真知子，ほか．JaSPCAN ニューズレター 2009 年 10 月．No.27，2009
3）加藤則子，ほか．「コロナ影響下における Zoom を介した親支援プログラムの実施効果に関する研究」日本子ども虐待防止学会(JaSPCAN)第 27 回学術集会かながわ大会．2021.12 横浜，7-31，2021

【白山真知子】

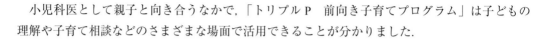

2　小児科医の立場から

　小児科医として親子と向き合うなかで，「トリプルP　前向き子育てプログラム」は子どもの理解や子育て相談などのさまざまな場面で活用できることが分かりました．

①　子どもの発達

　親ができる大切なことは，子どもにどのくらいの刺激を与えるかではなく，子どもがすることにどのくらい敏感に反応するかということです．乳幼児期は人間の基礎を作る大事な時期なので，子どもの要求や期待にできるだけ応えてあげたいものです．第2子が生まれると，上の子が親にくっついて甘えて赤ちゃん返りをすることがあります．親が受け入れればいいのですが，受け入れずきびしく反応されると子どもはますます困り続けることになります．

　子どもが自分なりの考えや目標をもち，自分の意志で判断して行動し，他者の援助が必要なときに求めることができるようになってもらいたいものです．親の無関心，過保護はよくありません．子どもを見守る気持ちが大切で，困ったときに助けを求められる存在がよいのです．子育てで大切なのは「待つ」という気持ちであり，過剰期待は子どもの自由な発達の妨げとなります．子どもの問題行動は叱るほどエスカレートするので，叱らずに，子どもが困っている，または愛情を求めていると理解しましょう．親が子どもを一方的にしつけようとすると，子どもは怯えて防衛本能が働き，嘘をつくか，自己主張をしなくなってしまいます．

　子どもが次に達成可能な能力を身につけるため，子どもの発達に応じた環境を整え，できることを増やす子育てを行うことによって，子どもは本来の発達を歩むことができます．子どもの発達には，今できている状態とまだできない状態との間に，周りからの手助けによってはできるという最近接発達領域があります．できることを増やすというのは，できないことに注目して訓練することではなく，援助すればできることを見つけていく作業です．つまり，子どもが今できていることの次にできそうなことを見つけ，目標にしたいものです．

　気になる子どもをよく見ると，困っていることを表現できずに困り続けていたり，子どもの心のSOSを理解できずに親が悩んでいたり，教育関係者が支援したくても手立てが思い浮かばなかったりしています．子どもの行動を観察して，その子の特徴や気持ちを理解し，成長発達を促すために支援できることを親とともに考えることが大切です．問題行動の対応には家族の役割が大きいので，親が具体的な関わり方を思いつくようなアドバイスをしたいものです．

②　子育て支援

　気になる子どもの対応には，子どもの困り感の要因を家族で考えることが役に立ちます．しかし，自分が親から受けた育児方法を思い浮かべ，迷いながら子どもを育てる親が多いのが現状です．性格は人それぞれなので，よかれと思っている方法がその子には合わないこともあります．親のなかには，子どもの気持ちを考える前にストレートに自分の感情を子どもにぶつけてしまい，良好な親子関係を結ぶのが難しいことがあります．わが国の子育て支援対策として，育児不安を話し合う場と児童虐待を未然に防ぐ方法が重要であり，子育て相談や子育てプログラムなどの支

援が必要だと思います.

　厚生労働省研究班では「愛の鞭ゼロ作戦」と称して子育てに体罰や暴言を使わない子育てを推奨しています. 2020 年,改正児童虐待防止法が施行され,体罰などによらない子育てのために「よいこと,できていることを具体的に褒めましょう」などの子育ての工夫が提言されました. アメリカのトリプル P 導入による調査では,通告された虐待件数,虐待の障害による病院受診件数,児童養護施設収容者人数が減少し,児童虐待予防に効果的なことが示されています.

　わが国ではトリプル P と虐待防止に関するこのような報告はまだありませんが,親の心理状態(抑うつ,不安,ストレス)の改善が報告されており,育児ストレスによる虐待の予防効果が期待できると思われます. 孤立感は親を精神的に追い詰めて子ども虐待を起こす要因となりますが,グループワークは子育ての仲間づくりの機会になり,気になる親子を継続して支援したいときは市町村と連携をはかることができます.

　新型コロナウイルス感染症の流行により,ワクチンという予防医学の重要性が再認識されました. 子どもの将来の問題行動を予防する鍵となるのが子どもの育て方,そして子育て支援になると思います. 医療・教育・福祉関係の多くの場面でトリプル P が取り入れられ,親にも子どもにもうれしい子育て文化が普及していくことを願っています.

　小児科外来での子育て相談の 1 例です. 2 歳ころからいやだと言って言うことを聞かない. 何回か思いっきり叱って手も上げたけど,子どもは頑固でわがままなのでイライラする. このような母親の訴えに対して,個人的な体験談ではなく,トリプル P を参考にして対応することができます. 3 歳児の反抗期かもしれない. 子どもの行動を観察して叱る場面を減らすよう工夫することを提案します. たとえば,実行可能なルールを作ってよい行動を褒めることなどです.

　トリプル P には健常児向けと障害児向けの 2 つのプログラムがありますが,基本的な考え方や子育て技術は同じです. 障害児にはより丁寧な子育て技術が追加されています. 子どもの気持ちを考えて好ましい行動を励まし,簡単なルールを作って何をするべきか教えます. 親だけでなく,子どもの世話をする大人,保育園・幼稚園・小学校の先生にも役立つプログラムです.

　教育の原型は子育てにあります. 子どもに人間的環境を保障し,その可能性に働きかけ,その開花を保障する機能です. 大人たちには既知で,平凡な事柄に見える教育内容も,子どもにとっては驚きや感動を伴う新しい発見,新しい出会いの連続です. それを励まし,その驚きや感動を心にきざむことを助けるのが大人の役割でしょう.

③　好ましい行動の育み方

　トリプル P は親教育プログラムであり,親に前向きな子育てアドバイスを行い,親から子どもへの関わり方を変え,子どもの行動が少しずつ改善するように支援します. 親は子どもの問題行動の要因を考え,自身の子育ての振り返りを行います. 例えば,子どもの問題行動が「かんしゃく」のとき,いつ,どこで起きたのか,直前の出来事を書き留めます. 親が子どもにおもちゃを片付けなさいと言うとき,「早くしなさい」と強い口調で言っていたことに気づきます. しかし,子どもはすぐに言うことを聞くような状況ではなかったのかもしれません. このようなとき次回はどうすればよいか考えると,親の言動が変化するきっかけになります.

　子どもは,親から世話を受け,愛されていることを感じて成長する必要があります. 良好な親

子関係があればこその「しつけ」です．はじめに親子関係づくり（子どもと話す・愛情を表現するなど）を見直し，よい手本を示しながら，子どもの好ましい行動に注目します．

新しい行動を身につけていくためには，子どもと約束して観察し，できたら褒めます．例えば，しつけを行うために子どもを叱るのではなく，好ましい行動を褒めることによって子どもが自分で行動を身につけていくことを期待します．おりこうさんの一言だけより，その行動を描写的に気持ちを込めて言うほうが効果的です．「遊んだおもちゃをおもちゃ箱にきれいに片づけたね．おりこうさん．」という感じです．大好きな親から褒められるとうれしくなり，またそうしようかなと思ってしまいます．

注意しておきたいのは，「おりこうさんだから片付けるよね．」というのは褒め言葉ではありません．おだててみたけど言うことを聞かなかったということになります．子どもが頑張っているとき，新しくできたときに心から褒めて喜ぶことが，豊かな情緒や意欲を高めます．自分が頑張ったから褒美がもらえた．よいことがあった．という感覚を子どもに体験してもらいたいと思います．

また，子どもが手助けを求めてきたときは学ぶ気持ちができているので，新しい行動を教えるよい機会です．ただ答えを教えるのではなく，子どもが自分で答えを見つけるようにヒントを与えてアドバイスするとよいでしょう．たとえば，ジグソーパズルで「これ分からない」とたずねられたとき，「箱の絵をみてごらん．その色はどこにあるかな？」とヒントを与えます．「赤いからこの子の服だ」と自分で答えに気づけばすぐに褒めましょう．子どもは自分でできたという達成感と継続する意欲がわくことでしょう．

子どもとの約束は守りやすい行動を肯定文で作ります．子どもに好ましい行動を教えるもので，してはいけないことを教えるのではありません．「〜してはいけない」ではなく，「〜しよう」がよいのです．「待合室で騒がない」ではなく，「待合室では本を読む」のほうが効果的です．たとえば，待合室で退屈して動き回って困るようなとき，読みたい本を持参すれば静かに座って待つことができます．困ったときには前もって準備するというひと工夫が役に立ちます．

④ トリプルＰの効果

グループワーク事前事後の質問紙調査で，プログラムが親の心情および子どもの心理・行動に効果的なことが分かりました．健常児だけでなく発達障害のある子どもの親が対象の調査でも有効でした．親のストレス，不安，抑うつと，子どもの行為問題，多動性不注意，社交的行動，感情的症状が改善していました．

実施前後に子どもの心理社会的問題のスクリーニングとしてPSC日本語版健康調査票を使用したところ，グループワーク事前の「心理社会的問題あり」50％に対し，事後調査では35％にまで減少しました．子どもの年齢で分けると，幼児よりも児童においてより明らかな効果がみられました．参加した児童の親は子育てに困って積極的に学びたいという動機が生じていた可能性があり，幼児を育てる親より有効に子育てプログラムを活用できたと考えられます．グループワークでは，約2カ月間かけて子育てを実践しながら見直すことにより，学び・実践・振り返りのサイクルを繰り返しながら良好な変化が生じていると思われます．

プログラムを学んだ親の感想です．

・子どもをよく観察するとよい行動が見えてきて，怒る回数が減って褒めることが増え，親子関係がよい感じになった．

・子どもと一緒に目標を決めて，子どもの行動を待てるようになった．

・子どもも親もイライラするのが減って，子どもの問題行動がいつの間にかなくなっていた．

・これまでは子どもの行動に×をつける育て方をしてきた．これからは好ましい行動に○をつける育て方をします．

このように，親の見方・考え方が変化して子どもへの関わり方が改善して子どもの気持ち・行動が変化したことが分かります．

子育てには夫婦関係も重要です．「夫がワークブックを手にして，子育てに少しずつ興味をもち始めた．今までは子育てに積極的ではなかったが，子どもへの声かけが優しくなった．夫と子育ての会話が増えて幸せです．」という参加者の感想がありました．子育てプログラムを学ぶ習慣のないわが国では，親がプログラムを学び，夫婦の子育て相談に取り入れてもらうと役立ちそうです．

トリプルPはいろんな親子の役に立ちます．子どもに障害があってもなくても，親の困り感が大きくても小さくても，母親にも父親にも，グループでも個別の相談でも活用できます．友人との子育て談議でいつのまにかトリプルPで学んだ子育て技術を話してしまうかもしれません．大切な子どもを育てるのだから，1度は子育てについて学んでおきたいものです．

【藤田一郎】

3　看護職（教員）の立場から

　私は精神看護学を専門分野とした看護大学の教員です．小児病棟，児童精神科での看護師経験から保護者支援に関心をもち，大学教員となった1996年より民間の非営利団体である「北海道子どもの虐待防止協会」に所属し，医療職以外の保健，心理，教育，福祉，司法，保育といったさまざまな分野の人たちと子どもの虐待防止に関わる活動を続けています．子どもの逆境体験を低減することは人の生涯にわたるメンタルヘルス問題に対する究極の予防活動と捉えており，困難を抱える保護者への支援は精神看護の重要な仕事だと考えています．2007年に研究活動を通じて，子どもに安心・安全な一貫した環境を提供できる支援の1つであるトリプルPに出会いました．当時の私は苦悩続きの子育ての真っ最中であり，大学教員としてよりも"親"として救われたというのが正直なところです．この経験から，多くの人に広めたいと北海道で普及活動をはじめ，気がつけば，柳川敏彦先生，加藤則子先生の活動に加わる機会もいただき，プログラムの多様性を生かしたさまざまな活動を楽しんでおります．私がこれまで行ってきた実践例をいくつかご紹介したいと思います．

① 大学の地域公開講座での活動

a. 手ごたえを実感　子育てグループワーク（レベル4グループトリプルP）の実践

　2008年，2009年にグループトリプルPファシリテーター養成講座が札幌で開催され，精神看護学，小児看護学をはじめとする教員，大学院生を含め10名の大学関係者がファシリテーターの資格を取得しました．大学の地域公開講座の予算を獲得し，平成24年から年に1回から2回，トリプルPプログラムを実施しています．グループトリプルPは，子育て技術を集中的に学びたい保護者を対象としたトリプルPの真骨頂ともいえる全8回のグループプログラムです．週に1回，4回のセッションで5原則と17の技術を学び，次の3回は20分の電話セッションで実践のフォローを受け，8回目はまとめのセッションで構成されています．実践してみて，プログラムの緻密さとパワフルさを実感しました．たとえば，アイスブレークとして行われる「子育てを一言でいうと」というワークでは，"愛"や"幸せ"，"やりがい"の他，"修業"，"苦行"，なかには"地獄"などの言葉が出され，短いワークですが，苦労の言葉が笑いとともに共有され，1人じゃないことが確認される場となっています．子どもの問題行動の要因を引き起こす養育環境について理解を深めながら，子どもとよい関係を築き，よい行動を伸ばし，困った行動に冷静に対応できるよう，段階的に学んでいきます．プログラムを修了した保護者達は，怒る回数が減り，怒らなくても子どもとのやり取りができることを実感し，むしろ怒鳴ったり，声を荒げたりすることの不利益に気づいた経験を「怒るよりも怒らないほうが楽」という名言を残しています．また，「自分の核ができた」「この後，何かあっても自分でやっていける」といった言葉も多く聞かれます．これは，トリプルPの目指す"自己統制"であり，社会学習理論に基づいて緻密にプログラミングされた"プログラム"により獲得されていくことも実感しました．精神看護学の教員として，運営マニュアルに示されているグループ運営技法にはうならされており，実践力の獲得にもつながっています．評価指標には，Parenting Scale（PS），子どもの問題行動への認識

Strength and Difficulties Questionnaire（SDQ）および子育ての体験 Parenting Experience Survey（PES）が用いられており，研究的にも取り組みやすく，看護大学教員として，まさに一石二鳥の取り組みです.

b. 対話の場を作る 「トリプル P カフェ」（レベル 2 特定セミナートリプル P）の実践

グループトリプル P の参加者の方々が子育て技術を継続できるようフォローアップとして自前の企画で同窓会を行ってきました. 2015 年に，90 分のセミナー形式のプログラムである特定セミナー（レベル 2）が日本に導入されたのをきっかけに，このセミナーをフォローアップに活用しました. 特定セミナーは，一般的な育児相談レベルの介入で，「前向き子育てパワー」「がんばれる子どもを育てる」「子どもの自信を育てる」という 3 種類のセミナーがあります. このなかで，「前向き子育てパワー」は 5 原則と 17 の技術をコンパクトに伝えられる内容となっており，子育て研修会に活用しやすいプログラムです. フォローアップでは，以前にグループトリプル P を受講した保護者の方々（以下，OB）に加え，初めてトリプル P を学ぶ保護者，さらには地域の子育て支援者や一般市民にも参加してもらい，セミナーの後，30 分ほど交流時間を設け，前向き子育てについて立場を超えて対等に話し合う場とし，「トリプル P カフェ」と称しました. セミナー中，OB に子育て技術の体験談を語ってもらい，初参加者からは "体験談が分かりやすかった" などの意見，地域支援者からは "子育て技術の活用がイメージできた" などの意見，OB からは "教わったことを思い出せた"，"他の人に役立てたい" などの意見があり，OB のフォローアップになるだけなく，プログラムの受講経験を地域の支援力に生かしていく場にもなりました. 最近では，遠隔通信システムを使用して道内各地の市町村でセミナー実施の機会をいただいており，"習った技術をやってみたい"，"自分だけがつらいんじゃないと思えた" などの意見をいただき，対面と変わらない効果を得ています. 今後，体罰に代わる子育てを学ぶ機会が求められるなか，大学が「前向き子育て」を発信することも地域貢献として重要ではないかと考えます. 今後は新しく導入された思春期の子どもをもつ保護者向けのティーントリプル P を，子どもが思春期を迎えた OB の方々にフォローアップとして実践したいと考えています.

② 病院臨床での実践

a. 親の育ちの苦労を大切にする メンタルクリニックでのグループトリプル P の実践

私は，自分の専門分野として精神障害を抱える親の支援についての研究に取り組んでおり，A メンタルクリニック（以下，A クリニック）をフィールドに，グループトリプル P の実践を支援しています. 子育ての困難を契機に A クリニックを受診された不安性障害や抑うつ状態，適応障害と診断された方々が参加されます. 参加者の方々は，"母親にどんだけ駄目な人間かっていうのをずーっと言われ続けてた" や "子どもが言うことを聞いてくれないと自分の価値がないって思う" などを語り，生育歴の課題を多く抱えていました. たとえば，"褒める" という子育て技術を学んだときは，"うちの親は自分で何とかしなさいよっていうような感じだった"，"褒められたことがない" など，満たされなかった親自身の子ども時代を想起させ，この体験を丁寧に扱っていくことも欠かせないことでした. 参加者らは，A クリニックの精神科ソーシャルワーカーや訪問看護師との間に築かれた信頼関係とフォローのもとでの参加を続け，子どもが食べてくれない，歯磨きしてくれない，など困りごとに子育て技術を活用していくことで，"頑張って

食べたときにハイタッチ！そういうことができると思ってなかった"，"歯磨きできた"など子どもの変化を語り始めました．そして，そういった変化を見て"自分だって10できなくたってがんばってるって思えた"などを語り，グループの相互作用によるメンバーの成長を実感できました．一方で，メンタルクリニックでの実施には，さまざまな配慮が必要でした．"イライラがどうにもならない"などの怒りのコントロールのワークや，テキストブックを使用することが勉強についていけなかった過去を想起させること，子育て技術の学びはあるべき姿の強要に感じられることなど，再トラウマ体験への配慮の必要性を再認識しました．このAクリニックでは，トリプルPの他にも親が自分の歴史を語るプログラムや自分を研究するプログラムも実施されており，これらの体験を気づきとして支援する体制がありました．これらのことは，地域で実施するときにも必要な視点と思えます．親らは多様な支援ニーズをもっており，痛みを気づきとして生かせるような支援体制が望まれることを理解できました．

b. みんなで学んでみんなで支える プライマリケアトリプルP（レベル3）の実践

精神科医療機関を利用している保護者のなかには，プログラムで学ぶことや学んだことを自分だけで実践することが難しい方もいます．そのような場合は，保護者も含め子どもの子育てに関わっている方々が一緒にトリプルPを学べるような企画も考えました．ここでは，プライマリトリプルP（レベル3）のプログラムを活用しました．これは，買い物のときにごねるなど限定的な子どもの問題行動に悩む親が対象で，チップシートとよばれる子育てのヒントのしおりを活用するプログラムです．1回20分の個別面談を4回行うスタイルと，チップシートを用いたグループセッション形式で行うスタイルがあります．私がもう1つ研究フィールドとしているBメンタルクリニックでは，デイケアメンバーである統合失調症の女性の子どもをメンバー含めみんなで宝物のように育てています．その子が2歳を迎えかんしゃくが問題となったとデイケアスタッフより相談を受けました．そこで，「かんしゃく」のチップシートを活用したグループセッション形式のセミナーを行いました．母親を含むデイケアメンバー，スタッフ，親子が居住するグループホームの職員など"その子を育てている"と自覚のある方々を対象に，グループセッションを行いました．参加者は約30名と活気あふれる会となり，アンケートでは，95％が分かりやすかったと回答し，100％が"気づきがあった"と回答しました．母親からは，"子どもを褒めてあげること，しつけを無理せずできることが分かった"，デイケアメンバーからは"かんしゃくを起こしたら両方の気持ちが分かるようにできたらいいです"など自由記載があり，翌日よりなぜかかんしゃくは起こらなくなりました．よい行いへの注目がなされるようになったからではないかと推測しています．子どもに関わる多くの人にトリプルPの知識を広めていくことで子育てを支えることができることを実感しました．よく起こる困難な状況を40場面ほど想定して作成されているチップシートは，困りごとを関心の高まりと捉え，子育て技術に関する共通認識を作るのに役立ちました．ちなみに，プライマリケアトリプルPの個人面談は欧米では医師の面談に多く活用されているそうです．私も，発達障害で小児科を受診している子どもの保護者を対象に個人面談を実施することがあります．日本でも，専門看護師などの相談面談に活用できないか検討したいと考えています．

③ 看護大学教員として考えること

　以上，これまで私が取り組んできた，多様なプログラムを活用した実践・研究活動について紹介しましたが，教育においても，とても役立っています．よい関係を作ってよいところを伸ばすというのは，まさに教育に求められていることであり，描写的に褒める，アスク・セイ・ドゥ，基本ルール，分かりやすい指示などの子育て技術は，日々の学生との関わりにとても役立っています．学生からは"先生は褒めるのがうまい"と言われたり，ベストティーチャー賞にも選んでいただいたりと，すべてトリプルＰのおかげだと考えています．このようにトリプルＰは，教育，研究，地域貢献，実践力の獲得，それに加えて自分の子育てという大学教員に求められるすべてのことに役立っています．トリプルＰとの出会いを大切にし，今後も少しでも多くの家族が前向きになれるような活動を続けて行きたいと思います．

◎文　献◎

1) 澤田いずみ：前向き子育てプログラム「トリプルＰ」の概説と看護への応用．小児看護 35：337-343，2012
2) 大野真実，ほか：幼児をもつ親を対象としたペアレンティングプログラムにおける開催方法の検討：育児態度とストレスへの効果に着目して．札幌保健科学雑誌 4：33-40，2015
3) 田畑久江，ほか：前向き子育てプログラム参加に向けたフォローアップセミナーの試み．札幌保健科学雑誌 4：67-71，2015
4) 澤田いずみ：子どもの虐待防止における親支援プログラムの活用に関わる１考察〜エコロジカルモデルの視点から臨床〜．臨床教育学研究 9：45-59，2021

【澤田いずみ】

4　地域での子育て支援実践を通じて

　子育て真っ最中の親なら，ご自身の子育ての方法について悩まない日は無いと言っていいくらい，日々壁にぶつかって落ち込んだり，奮起したりといったことを，繰り返していらっしゃるのではないでしょうか．そんなとき，相談する人が周りに居なかったり，どうしても解決方法が見つからないという状況に陥ったりして，つらい思いになる親御さんも，多いことと思います．『トリプルP　前向き子育てプログラム』が，どのように悩み解決に役立ったか，受講された皆さんの経験談をもとに，考えてみたいと思います．（個人情報保護のため，内容は改変してあります）

①　前もって手を打つことで，親も子どもも変わった

　外出先で少し目を離したすきにどこかへ行ってしまい，すぐ迷子になっていたというAさんの息子さん．2歳のとき，1人で電車に乗ってどこかへ行ってしまったこともあるほどで，危機感を募らせる日々を過ごされていたそうです．そんな時，地元の子育て支援センターに紹介されたのが『トリプルP　前向き子育てプログラム』だったそうです．

　『トリプルP　前向き子育てプログラム』の前半の講座では私たち親子の事例にあてはまるものがあまりなく，問題行動が改善したという実感を得られずにいました．でも後半でハイリスクを事前に回避する方法を学び，これを実践したところ目に見えて効果があったんです！とても嬉しかったですね．今では学んだスキルを活かすことで，ライフスタイルも変わり，家庭での笑顔も増えました．
　トリプルPを受講して生活全体が変わった気がします．今までは何だか他のことに追われていて，子どもの行動を予測して事前に手を打っていなかったことに気づきました．事前に子どもの問題行動をストップさせる方法が分かってからは，気持ちを切り替えて対処できるようになりました．今までは子どもも，何度言っても聞けなかったことを聞いてくれるようになり，うまく活用できています．

②　引っ越しでお子さんが不安定になって

　Bさんは不慣れな土地に引っ越すことになり，環境が変わったということもあって，当時2歳6カ月だった息子さんも不安定になりがちでした．ご実家も遠く，子育ての悩みをなかなか吐き出せずにいたときに『トリプルP　前向き子育てプログラム』に出会われての経験談です．

　当時は引っ越してきたばかりで，こちらに友だちもほとんどいない状態でしたからね．子どもの行動がどうっていうより，すぐ自分がイライラを爆発させてしまって．そんな自分がとても嫌でした．
　『トリプルP　前向き子育てプログラム』で，「愛情を注ぎましょう」「子どもの悪いところではなく，よい所に目を向けましょう」「具体的に褒めましょう」といったことを学んだことで，

子育てに対する視点を変えることができました．実践の方法も，「こうでなければいけない」という内容ではなく，自分たちの状況に応じてマイペースでできるところがよかったですね．本当にイライラがぐっと少なくなりました．

③　自分で考えて，親も子も成長

　Cさんは4歳の娘さんが言うことを聞いてくれず，特に2人目が生まれてからは怒鳴ってしまうことが多くなり，「怒ってしまった」という罪悪感が常に自分のなかにあるような気持ちで日々を過ごされていたそうです．そんな時に『トリプル P　前向き子育てプログラム』と出会い，実践．徐々に冷静な気持ちを取り戻していかれました．

　子どもの問題行動に対する対処方法は，家庭によってさまざまだと思いますが，我が家では「クワイエット・タイム（問題行動が起きたとき，床や椅子に座らせて2分ほど静かにする時間を設けること）」がとても効果がありました．この手法を用いることで，私も罪悪感を抱くことなく，冷静な気持ちで適切な行動を教えることができますし，子どもも言うことを聞いてくれるんです．お互い悶々とした気持ちでいることがなくなりました．

　『トリプル P　前向き子育てプログラム』は，方法が論理立てて提供されていることが特徴の1つですが，「絶対にこうしなくてはいけない」と教えるのではなく，その家庭が抱えている問題に対してどんな声掛けをしたらいいのかを具体的に示してくれます．そこが私にとってはとてもよかったですね．グループワークで学んだことを家庭にもち帰り，さまざまなケースと向きあいながら，その都度どう対処すればいいのか「自分で考える」ようにできている．そうした作業を自然と行っていくことで，親子で成長していけるような気がしています．

④　穏やかな気持ちで見守り，ハッピーに

　Dさんは息子さんが2歳のとき，いわゆる「イヤイヤ期」の対処法に悩んでいらっしゃり，日頃から図書館などで借りた育児書など，さまざまな育児方法を試されていたそうですが，効果があまり実感できなかったところ，ご友人の紹介で出会ったのが『トリプル P　前向き子育てプログラム』でした．穏やかな気持ちになり，親子でハッピーになられた様子を，お話しくださいました．

　『トリプル P　前向き子育てプログラム』は，具体的な事例を示しながらどう対処していけばいいのかを学べるので，実際に生活のなかでどう生かしていけばいいのかが分かりやすくてよかったです．親自身が子どもに対して矢継ぎ早にさまざまな要求をしていたことに気づけたのも大きな収穫でした．

　子どもの問題行動や自分のイライラのタイミングを記録する習慣が身につきました．記録を読み返すことで自分たちの状況を把握して，客観的に分析できるようにもなり，子育てに対する気持ちが驚くほど軽くなりました．

　穏やかな気持ちで子どもの行動を見守れるようになったことで，子どものかんしゃくやぐずりがなくなりました．『トリプル P　前向き子育てプログラム』は，親が幸せな気持ちで満足感を

もっていないと実行できないんです．逆を言えば，私がハッピーでいられれば，子どももハッピーになれる，そんなことを意識するようになりました．

⑤ 日常の些細な親子の言動が家族崩壊の危機に？！

　Eさんは保育所のときから言うことを聞かない場面が多かった小学1年生の息子さんを育てる母親です．小学校に入学してからは，帰宅後の習慣を確立したいEさんと毎日ぶつかっていました．特に「お風呂に，入りなさい」という指示が聞けず，Eさんのストレスは，相当なものでした．そんな，親子のやりとりをみていた，同居の祖父母，伯父までが，子育てをめぐって毎日対立するようになりました．息子さんには，チック症状も現れ，Eさんのストレスがマックスとなったときに，トリプルPのグループワークを受講しました．

　困った行動ばかりに目を向け，悪く捉えていたことに，Eさん自身が気づき，前向き子育てを実践すると，子どもが変わりました！今では，自分からお風呂に入り，楽しい会話が増え，「ママ大好き」と言って抱きついてくることが増えました．時折，気持ちを抑えられず，かんしゃくを起こしてしまうけど，その後落ち着いて，自分の行動を振り返られるそうです．「いい子になりたいけど，どうしたらいいか分からない」と寝る前に打ち明けた子どもの本心．どの親子も，本来笑顔で毎日を過ごしたいのです．

　トリプルPは，親子の本物の笑顔を作り出します．悩みがあっても無くても，すべての親が受けるべき義務教育ともいえると思います．

【松岡かおり】

3 ファシリテーターからの声

　ファシリテーターになって，保護者へのグループワークを行っている人たちの声を紹介したいと思います．トリプルPは，子育てに悩む親だけでなく，プログラムを教えるファシリテーターにとっても，大きな意欲とやりがいという成果をあげています．

1 親も子どもも前向きな成長ができるトリプルP 「前向き子育て Pirina」
福井紗也佳（前向き子育て Pirina）

　私は，ファシリテーターとしてプログラムを展開すると同時に，子育て真っ最中の親としても，トリプルPには助けられることがたくさんあります．

　私が育てている男の子2人は，いつも元気でトリプルPを知らなかったら，怒ってばかりになっていたナと思うくらい元気で活発です．現在，1歳9カ月の自分の息子に対し，テレビを近くで見ていたときに「会話による指導」を使用しました．私が息子に「テレビを見るときはどこで見るの？」とたずねると，ニコッと笑って必ずソファーで見るようになりました．トリプルPは，こんなに小さな子どもにも役に立つ素晴らしい技術だと感じています．

　また，4歳の息子は「アスク・セイ・ドゥ」を使用することにより，今では1人でお風呂に入り，身体を洗えるようにもなりました．

　トリプルPは，前向き子育てでもあり，怒らなくていい育児・自分が楽をできるためのテクニックだと思います．

　また，子どもだけでなく，主人にもトリプルPを意識して接することにより，一貫したしつけや，チームとして働く子育てができて，家庭内での幸福度が高くなりました．私が子どもに対して「こうして欲しい」と思ったことは，主人も共通の認識をしてくれているので，子育てに対するストレスも少ない感じがします．一貫したしつけをすることにより，夫婦で同じ方向をみて子育てができているように感じます．

　また，主人が職場で部下に対し，「良質な時を共有する」や，「描写的に褒める」を意識することにより，職場での人間関係が良好になりました．主人は，トリプルPを日頃から意識することによって，質の高いお客様の接客にもつながり，会社全体の利益向上にもつながったと話しています．

　トリプルPは子育てだけではなく社会貢献にもつながると思います．私はファシリテーターとして多くの方にトリプルPを知ってほしいと思い，チームを組んでプログラムの提供も頑張っていきたいです．

2　ライフワークとの出会い　　　　　　　　　　渡邊真理（保健師）

　大学を卒業してすぐに看護師として病院勤務をした私が接するのは高齢の患者さんばかりでした．子ども虐待があることは知っていながらも，日々の生活のなかで出会う出来事ではなく，自分にとって身近な出来事としてとらえることができていませんでした．病院勤務の後，保健師として保健センターで働き，母子保健に携わることになりました．さまざまな親子と関わるなかで，子育てに困難を感じている親，虐待に至ってしまう親に出会いました．そのような親子のエピソードに触れるなかで，「このような関係に悪化する前に，どうにかできたのではないか？何か方法があるのではないか？」と強く思うようになりました．そのような思いを抱えていた2009年，母校の先生からトリプルPを紹介していただき，何かヒントが得られればという気持ちで「レベル4：グループトリプルP」の研修に参加したのが，私とトリプルPの出会いです．

　トリプルPは，「虐待に至る前に，子どもを傷つける前に，何かできることがあるのではないか？」という私の思いに応えてくれたプログラムでした．この出会いをきっかけに，子育て支援を勝手にライフワークと決め，自分のできることを少しずつ実践してきました．保健師として働くときは仕事上で，保健師以外の仕事をしているときは母校の先生やファシリテーターの仲間と一緒に，子育てをしている今はプライベートで．2009年以降の私の生活には，いつもトリプルPがあります．

　保健師として働き始めた頃は子育て経験もなく，本などから得た知識を基に子育ての相談に応じる日々でした．そのため具体性がなく，どこかフワッとした助言や情報提供で終わっていました．トリプルPを学ぶことで，自分のなかに1本軸が通り，相談業務を行ううえでも自信をもつことができました．そして何より，保護者の方の反応がまるで違ったのです．トリプルPでは，子どもの問題行動の要因について学びます．健診などの相談業務のなかで，「どうしてこんな行動をするのだろうか？」「何をやってもうまくいかない」と悩んでいる保護者の方がいた場合には，一緒に問題行動の要因について考える時間を作っています．子どもの困った行動には，必ず理由があり，その困った行動を強化していく要因があります．困った行動が強化される要因について話すと，保護者の方が自ら原因に気づき，解決の糸口を見つけて帰っていくという経験をしました．それまで情報提供に終始していた相談業務が，ガラリと変わったと感じました．困った行動の原因が分かるだけで，昨日までは「何をやっても無駄」とあきらめていた人が，「まだやれることがある！」「これならできそう！」に変わっていく姿をみることは，子育て支援に関わる者として，とても大きな喜びでした．

　自分が親となった今もトリプルPに大変助けられています．1番活用しているのは，「前向きなルールづくり」です．自分の子ども時代は体罰が容認されていた時代であり，「～しない！」と禁止の言葉で育ってきました．そのなかで，「前向きなルールづくり」は，意識しないとできないことの1つでした．親となった今，「ダメ」「～しない！」の言葉が自分の気持ちを重くしていくこと，前向きな表現が自分も子どもも変えていくことをしみじみと実感しています．どこの家庭にも起こる虐待，それは私自身にも起こりえることだと思います．私は決して穏やかで優しいお母さんではありませんが，トリプルPを知ったことで，子どもを傷つけない関わりを意識

することはできていると思います．今後の目標は，「よい手本になる」ことですが，なかなか難しいところです．仕事でもプライベートでもトリプルＰは大切な相棒ですが，トリプルＰとの出会いにより得た，もう１つの宝は「ファシリテーター仲間」だと感じます．これまでたくさんのファシリテーターの皆さんと交流させていただきましたが，本当に皆さん，パワフルで温かく，本気で親子の幸せを考えている人たちばかりでした．仲間と交流する時間は，何よりも楽しく刺激的な時間です．これからもトリプルＰを活用しながら，自分のできる子育て支援をコツコツと続けていきたいと考えています．

3 地域でつながる　　　　　　　　　　　稲村幸子（子育て支援Pamoja）

　私が初めてグループトリプルＰのファシリテーターをしたときに，子どもに怒りをぶつけるのをやめたいと参加された方が，悩みながらも電話セッションでは怒りがおさまり，計画的に対応することで，できないと思っていたことができるようになって周りとの関係もよくなり，親子のよい時間が増え，プログラムの終わりには子育てが楽になったと話されました．目の前で気づき変わっていかれる様子に，改めてトリプルＰの力と親御さんの力を実感し，その後の活動の基にもなっています．

　「トリプルＰを多くの親御さんに届けたい」という共通の思いで，地域で活動を始めて10年．メンバーの全員がトリプルＰのファシリテーターという団体のよさを活かし，グループトリプルＰを実施するだけでなく，地域で気軽にトリプルＰを使った子育てのヒントの提供や相談に対応できる子育てカフェを定期的に開催しています．また，発達が気になる子どもや障害のある子どものための親子広場を男女共同参画センターとの協働事業として行い，ステッピングストーンズトリプルＰの参加につながったり，受講後のフォローアップや交流の場となっています．グループLINEでもつながって，困ったときにすぐに発信できて，共感やアイデアを出しあい対応策のヒントとなったりもしています．

　どの場でも，親自身がトリプルＰのスキルを使ってされていること，うまくいっていることのお話や困りごとの相談に対し，他の方のお話のよいところを褒めて，自分の経験も使って対応策やできることを提案したり一緒に考えたり，トリプルＰがそのまま使われていることにうれしくもなります．「しんどくなるとよいところに目を向けるのが難しくなるけど，ここでそうやなぁ，そうやったわと思えてまたやってみようって思える」という声もあります．地域ばかりではなく，オンラインで出会った方々とも地域を越えて終了後も顔を合わせ，互いに楽しいことも大変なことも笑顔で話せて元気になれます．プログラムの最終回で皆さんの感想がうれしい「ごほうび」になっているのはもちろんですが，終了後もやってよかったと思える時をたくさん過ごさせていただいて，つながれることに感謝しています．

　地域のイベントにもいろいろな形で参加してトリプルＰの紹介をしています．トリプルＰを通して地域でつながれることが，私達の大きな力にもなっています．

∶4 行政でプログラムを続けることの喜び 八木安理子（大阪府　市職員）

① トリプルPとの出会い

　トリプルPプログラムと初めて出会ったのは，平成20年度（2008年度）の大阪府の事業の一環でレベル4グループトリプルPを実施したことがスタートでした．以降，毎年1つ〜3つのグループトリプルPを実施し，毎年のように市でファシリテーターを養成し，現在では私以外に9名の職員がファシリテーターとなりました．市の子ども家庭相談の相談員がファシリテーターの資格を取得することで，トリプルPプログラムを実施し，プログラムだけでは問題解決しない課題について引き続き相談に来所してもらうことや，市のさまざまなサービスを紹介できるなど，次のステージにつなげることが可能となっています．

② 取り組みのなかでの発展

　プログラムの対象者は「育児不安を抱える親」「発達障害の幼児をもつ親」「小学校高学年の子をもつ親」というように，似た環境にある保護者を対象としてきました．同様の課題や悩みをもつ保護者同士のグループとなり，プログラムからの学びに加えて同じような悩みを抱えている親と交流することで心が軽くなったといった効果もみられ，グループとして機能することで互いに支えあい，時にはプログラム終了後も保護者同士の交流が生まれることもありました．プログラムアンケートからは「親が変わると子どもも変わることを実感した」「叱ることがしつけと思っていたが，褒めるしつけができると実感した」といったポジティブな意見が多く聞かれました．

　その後の育児にどれほどプログラムの効果が継続されているのかを知るために，1〜2年後に保護者の交流会を開いたこともありました．久しぶりに会うグループのメンバーでしたが，「あの時間をともに過ごしたから，他のママ友とは質が違う」とすぐ打ち解けあった様子で，プログラムから時間を経ても「少し工夫するだけで子どもは変わるんだと体感するチャンスとなった」「1年後もさまざまなスキルを身につけている」といった言葉からも，他の参加者の発言や実践から共感し，会話が深く積み重なり，自信や心の余裕につながっていくことが分かりました．

　また，1回の講座を市内の地域に出向いて行い，通うことが困難な保護者にもプログラムの1部に触れてもらう取り組みや，働く母親や父親にも参加してもらいやすいように休日に実施する取り組みも行ってきました．そして，父親向けのプログラムも実施しましたが，『アスク・セイ・ドゥ』など具体的なアプローチや論理的にスキルを学ぶことに関心が高いことや電話セッションでは共感よりも技術の確認の希望が強いなど，母親とは異なる傾向がありました．初めは「妻から勧められて」と渋々参加した方も，父親同士意見交換できる場と楽しんでいる姿がみられるようになりました．「父親って子どもとどう接していいのか，誰も教えてくれないんです」という言葉は，父親も育児を学ぶ機会を必要としていると感じました．認知行動療法をベースとしたこのプログラムは，具体的な関わり方を習得でき，父親にも向いているプログラムと実感しています．

③ これからのプログラム実施に向けて

　まだまだプログラムを知らない親に情報発信し，通う余裕がない状況の親にも参加できない親にも，レベル2特定トリプルPセミナーを対面やZoomで実施するとそのエッセンスが伝えられます．「父親向け」や「夫婦で聞くトリプルPセミナー」など，これからも工夫をしていく重要性を感じています．行政で実施するからこそ，無料で参加できることや，関係機関から紹介してもらって必要な親にプログラムを届けることなど，他にも，学校の教員や乳幼児期の子どもに関わる保育士や教諭にもトリプルPの魅力を知ってもらうべく，職員皆でこれからも新たな取り組みを検討し続けていきたいと思います．

　トリプルPプログラムは，テキストは同じでもその人それぞれの人生の物語があり，その人ならではの気づきや発見があり，自分らしく新しい子どもとの関係を獲得して自信をつけていく親の姿に一緒に立ちあうことは，ファシリテーター自身も心を打たれることも多く，いつも新たな発見がありました．現在，私自身は第一線から離れていますが，アンケートやファシリテーターからの生き生きとした報告を受けて，いつも元気をもらっています．「トリプルP　前向き子育てプログラム」は，ファシリテーターや実施者も前向きにさせてもらえるプログラムだともいえます．

おわりに

　トリプルPは子育てを前向きにしていきたいと願う親，子育てに自信を無くしている親，児童相談所に子どもを保護されている親など，幅広い親御さんに提供されています．プログラムを受けてくださった方は「こんなプログラムに出会いたかった！」「もっと早く知っていたら」といわれます．

　一方，プログラムを提供しているファシリテーターや行政や関係機関もプログラムを提供するなかで，親と子どもたちの変化や感激に接し，より前向きになりファシリテーターの自己肯定感も幸福感も上がる，正に前向きなプログラムだと実感しています．

【白山真知子】

第 **III** 部

いろいろな
ペアレンティング
プログラムのなかで

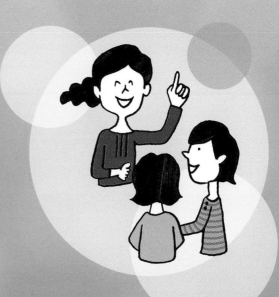

1 ペアレンティングの支援

1 さまざまなプログラム

　親が親として十分に機能できるようにいろいろな支援プログラムがあります．いずれも社会が高度に複雑化して家族が孤立化する近年の状況のなかで，育児困難感をもつ親が増えてきていることが，こういったプログラムの必要性をもたらしていると考えられます．

　本書で紹介しているトリプルPはこういったペアレンティングプログラムの1つですが，そのなかでもペアレントトレーニングとよばれるタイプに入ります．ペアレントトレーニングは，行動科学の理論に基づいて，子どもの問題行動を好ましい行動に変えていく支援を行うタイプのペアレンティングプログラムです．そこでは，好ましい行動をはげましていく具体的な技術などが取り上げられ，プログラムを受けるなかでそういった技術を実際に子どもに使ってみます．

　トリプルPでは，子どもに対応する具体的な技術を習うから分かりやすい，入りやすいといわれますが，これはトリプルPがペアレントトレーニングタイプのプログラムであることを意味していると思います．

　ペアレントトレーニングの他にも，いろいろなタイプのペアレンティングプログラムがあります．網羅的ではありませんが，地域で孤立感や疎外感を感じやすい親に，グループディスカッションをしてもらい，友だちづくり，地域づくりに役立ててもらうことをねらいとしたノーバディズ・パーフェクトプログラムは，カナダから導入されて，現在では日本でもよく知られています．また，別の特徴あるプログラムとしては，日本人によってつくられたマイツリーペアレンツプログラムという，児童虐待をしてしまった親のこころの再生をねらうものがあります．

　なかなか例示しきれませんが，インターネットで調べれば星の数ほどあるといえるほど，こういった親を支援するためのペアレンティングプログラムがあり，日本を含め，世界各地で行われています．

2 ペアレントトレーニングのなかで

　トリプルPはペアレントトレーニングタイプのプログラムですが，現在わが国では多くのペアレントトレーニングが実践されています．近年，わが国では発達障害の子どもの対応の必要性が急増してきています．ペアレントトレーニングは，その対応法として有力なツールの1つと考えられています．

　ペアレントトレーニングは，アメリカのUCLA神経精神医学研究所(NDI)のハンス・ミラー博

士により 1974 年にはじめられ，その後多くの研究により工夫が加えられています．おもに行動理論の考え方が基本になっていて，好ましい行動には褒美（強化子とよびます）を与えることでそれがさらに起こるようにし，好ましくない行動は罰することによりそれが起こらないようにします．人が行動を習得していくプロセスのなかで，起こした行動に対する周囲の反応をみることで，その行動をさらに続けるか止めるかということの判断の材料とし，それを機能させて好ましい行動を学習してもらおうとするものです．

ペアレントトレーニングは，わが国の療育機関・保護者団体・大学などでさまざまな講習会が行われ，広まってきています．発達障害というのはどのような障害かを理解し，何とか対応を考えたいというのは，発達障害の子どもをもつ家族の悲願であるため，とても需要が高いです．

発達障害の子どもや親を支援するためのプログラムは，ペアレントトレーニングだけでなく，SST（social skill training，ソーシャルスキルトレーニング）をはじめとしたさまざまな取り組みが行われています．そのなかでのペアレントトレーニングの強みは，それが家庭というその子どもが時間の多くを過ごす場所で行われるということです．子どものトレーニングがどこか療育機関のようなところに場所を限って行われますと，子どもは得た能力を獲得した場所でしか発揮できないということが起こります．そこへいくと，いつもいる親との関係のなかで得た技術というのは，家庭をはじめとしていろいろなところで応用が可能です．そんな風に，ペアレントトレーニングは注目されてきています．

トリプル P では取り組み方がこれら他のペアレントトレーニングと異なる特徴をもつ点があります．いわゆるペアレントトレーニングでは，好ましくない行動を罰することにより，その行動を減少されるという方法がとられます．しかし，トリプル P では，「罰する」という方法はとりません ◀**ここがトリプル P**

罰することで子どもに罪悪感をもたらすことになり，子どものメンタルヘルスの悪化につながると考えられるからです．好ましくない行動をすることによって，その結果として子どもに何か不都合なことが起きる，その結果を示されることによって，子どもがこの行動は好ましくないのだなと理解するといった，こういった仕組みの関わりです．罰するのではなく，はっきりと分かるように伝え理解させるという接近の仕方が，トリプル P の特徴的な点です．

さて，ペアレントトレーニングは発達障害と診断のついた子どものためだけのものでしょうか．確かに，発達障害と診断がついても十分にペアレントトレーニングが受けられない親も多いことが想像されるので，ペアレントトレーニングは，需要を満たすほど十分普及しているとはいえないかもしれません．

ただ，ペアレントトレーニングのような親子関係に介入していくものは，細かい診断がついてから行えばよいものでもないように思います．もちろん，なかにはペアレントトレーニングのある技術が有効でない種類の発達障害もありますので，診断を待たずにペアレントトレーニングを早くすればよいというわけではありません．ただ多くの場合行動がおかしい，困ると思ってから専門的な機関で診察できるには時間がかかりますし，いったん診てもらってからも診断がつくにはさらに時間がかかります．その間に親が子どもの行動に対応できて精神的に安定すれば，子どもの行動も変わってくるのではないでしょうか．放置してより深刻な形にするよりも，早めに対応してより扱いやすい形におさまっていく場合もあるのではないでしょうか．

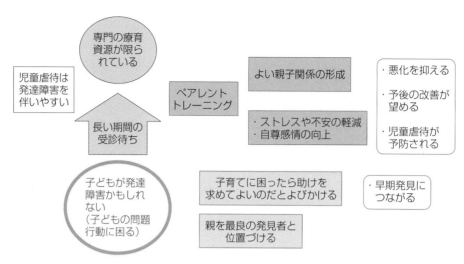

図Ⅲ-1-1　トリプルPの具体的な対応

　図Ⅲ-1-1 のようにトリプル P では，発達障害であるかどうかにこだわらず，親を問題の最良の発見者であると位置づけて，具体的な対応を考えていきます．発達障害であっても，何か他の問題があっても，またあまり問題がなくても，子どもとの関わりの基本はあまり変わりのない共通のものがあるのだというのがトリプル P の考え方です．◀ここがトリプルP

　人間が行動を学んでいくやり方も，単に褒められたからやる，叱られたから止める，というだけのものでなく，より複雑な社会的背景のもとに起こっていることが考えられます．人間同士の関わりのさまざまな悪いやり方を，もしかしたらそのまま学んでしまっているのかもしれません．自分が行動したことについて周囲からの反応のみで続けるか止めるかを判断するのではなく，自らが様子をみて，好ましいので続けるべきであるかどうかを判断することもあります．決まった行動には前触れがあって，それによって行動が予測できれば，行動の対応がより効果的になります．ペアレントトレーニングには，こういったより複雑な社会的な営みを考慮して考案されたものがあり，トリプル P もその 1 つといえます．

　トリプル P は，いわゆるペアレントトレーニングに，親や子どものメンタルヘルスの要素を盛り込んでいることにも特徴があります．◀ここがトリプルP

　認知理論に基づいて，具体的な問題解決を目指すための行動実践を親に促します．不快な気分や感情が認められたなら，それを建設的で合理的な思考に置きかえていくことをファシリテーターが手助けします．このように，前向きな行動を引き出すことにより，親の余分な落ち込みなどをよい方向にもっていきます．親の精神状態がよくなれば，辛抱強く一貫した育児がしやすくなり，それは子どもの好ましい行動を促し，またそれにより親と子の関係はよくなっていきます．

　子どもとの関係がよいことは，ペアレントトレーニングが効果的に働く背景があることに疑いはありません．トリプルPでは，子どもとよい関係をつくることをとても重要視します．◀ここがトリプルP

　トリプル P の前向き子育てとは，一言でいえば子どもとよい関係をつくっていく子育て法で

表Ⅲ-1-1　トリプルPの介入レベル5段階

レベル1	すべての家庭	メディアによる啓発
レベル2	問題には至っていない一般的な育児の相談事	セミナー形式 もしくは10分間の相談×1回
レベル3	単発の問題行動	20分間の個別相談×4回
レベル4	複数の問題行動が互いに影響し合っている状況	グループの場合：2時間×5回＋電話相談15分×3回 個別の場合：1時間×10回
レベル5	問題行動のほかに，個別の家庭の問題などが伴う状況	レベル4に2〜3回の個別相談が加わる

す．子どもとよい関係がつくられればそれぞれの技術を成功させやすくなりますが，いろいろな技術は，子どもとのよい関係づくりにつながっていくとするのがトリプルPの特徴です．

ペアレントトレーニングには，こういった前向き子育ての要素が加味されたものとそうでないものがありますが，加味されているものの方がプログラムを行ったあと親のメンタルヘルス指標が向上するといわれています．

3　地域ベースの多段階介入

トリプルPが地域の親たちに提供していく介入内容は，ペアレントトレーニングの1種ですが，地域の親たちへのアクセスの仕方にも一工夫がしてあります．

介入のレベルを5段階に分けて，地域の親すべてを取り込んでいくというやり方がトリプルPの特徴の1つです（**表Ⅲ-1-1**）．いわゆる標準的なペアレントトレーニングのプログラムはトリプルPでいうレベル4に相当するものです．トリプルPのレベルは複数の問題行動が互いに影響し合って複雑化している状態に対応します．サンダース教授はこの5段階の地域介入のヒントを，スタンフォードの生活習慣病地域介入プログラムから得たと言っていました．心当たりを検索してみますと，メディアによる全市民へのPRが地域レベルの生活習慣病予防行動の変容につながったという報告があります．これは，5段階介入のレベル1に当たるものです．

レベル1とレベル4の間には，レベル2とレベル3が入るわけですが，レベル2は問題行動とまではいかなくても育児によくある課題について10分程度の相談を1回行うもので，レベル3は，単一の問題行動について20分程度の相談を4回行うものです．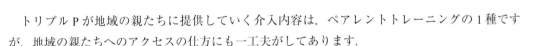レベル2と3では，チップシート（図Ⅲ-1-2）という子育てヒントのしおりが用いられ，これがとてもすぐれています．◀ここがトリプルP

これについては，次章でもう少し詳しく解説しましょう．

レベル5はレベル4の問題に加えて，個別の深刻な個人の問題や家族の問題を抱えこんでいる場合で，そういった問題に対する個別の相談が2〜3回加わります．

このように段階別に濃淡をつける介入を用意することで，たとえば相談にくる親すべてにいきなりフルセットのペアレントトレーニングのようなレベル4を行うといった無駄を省くことがで

トリプルPチップシート
前向き子育て

パートナーを支える

親として二人が協力し合い、よく話し合い、お互いの努力を認め合うときに、子育てはしやすくなり、そしてより報われるものになります。どんな親でも、子どもの行いをどう扱うかで時には意見が一致しないことがあるでしょう。しかし、子どもたちの前でたびたび親が言い合いをすると問題が起こりかねませんし、問題が解決されていない場合は特にそうなります。両親の対立があまりなくて、お互いのコミュニケーションをよく取り合い、意見の相違が解決されている家庭、つまり安定して落ち着いた、愛情深い環境で、子どもは最も力を伸ばします。このチップシートは、あなた方がチームとして子育てに協力し合い、互いの衝突が子どもの発達に与える影響を最小限に抑えられるようにするための提案をします。

両親は何について意見が合わないのか？

しつけの問題、育児の責任、そして家事の分担について親の意見が一致しないことはよくあります。一般的な問題や意見の相違は次のようなものです。

- どんな家庭のルールがいいか。
- どんなしつけをするか、誰がしつけをするか。
- 子どもの前でけんかする。
- 子どもの世話や家事をどう分担するか。
- 両親のどちらかが子どもに「やさしく」どちらかが「厳しい」。
- 親がそれぞれ何をいけない行いとみ

らです。親それぞれのアプローチは、自分の親とすごした子ども時代の記憶、人生経験、親戚や友達の意見、そしてメディアで読んだり見たりしたものの影響を受けています。親が、子どもをどう育てるか、家庭をどう営むかについて、それぞれ違う考えを持っているのは理解できることです。

子どもが幼いときや、問題行動があるときなどは特に、どんな夫婦であっても、日々の子育てが負担になることがあります。夫婦関係がぎくしゃくしているときには、子育てチームとして協力し合うことはさらに厳しくなります。

夫婦関係に気を配る方法

▼ **あなた自身の行いに焦点をあてる**

難や批判は何の役にも立ちません。あなた自身の行いをよく考え、あなた自身の行動に責任を持つほうがうまくいくでしょう。あなたの行いが子育ての問題や、夫婦関係の問題にどれだけ影響しているか、考えてください。あなた自身の子育て方法を改善するために何ができるかと、衝突を減らすためにパートナーとどう協力できるかを中心に考えましょう。

▼ **二人の関係を大切にする**

夫婦がとても忙しい場合、二人の関係を省みなかったり忘れていたりする危険があります。二人の間で以前はもっと簡単にできていた愛情のこもった言葉と態度を示して、二人の関係を大切にしてください。夫婦関係と子育ての両方でがんばってくれて

図Ⅲ-1-2　チップシート1例

きます．また，逆にレベル2や3をやっていて，問題に対応しきれていないと感じたときにはレベル4の介入に進むこともできます．

このような，子どもの問題行動のための多段階の地域アプローチはトリプルPの他にも，インクレディブル・イヤーズという取り組みがあります．学童期の子どもの問題行動を家庭と学校で一緒に対応していこうというところから始まったものです．イギリスでは，子どもの非行防止の国家戦略として，地域で3つのプログラムのうちどれかを実践するような策定を行いましたが，そのうちの1つがトリプルPで，その他がインクレディブル・イヤーズとファスト・トラックです．どれもすぐれたプログラムといえると思います．

トリプルPの5段階はレベル1をかけた地域から出てきたすべての要求にマッチするように用意されたといえます．地域全体でフルに活用すれば，もちろん最大の効果が得られますが，それができなくても単品のプログラム，たとえばレベル4グループトリプルPなどを単独で行っても対象となった親には十分効果があります．

4　評価指標をもつ

ペアレントトレーニングをはじめとして，いろいろなペアレンティングプログラムのなかには，トリプルPのように客観的な評価によって効果が実証されているものもありますが，評価の仕

表Ⅲ-1-2　介入効果評価尺度

- PS(parenting scale；子育ての特徴)30 項目
- SDQ(strength and difficulties questionnaire；子育ての難しさ)25 項目
- DASS(depression, anxiety and stress score；抑うつ不安ストレス尺度)42 項目
- PES(parenting experience score；親としての感じ方)11 項目

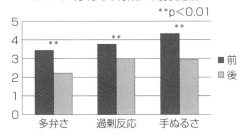

a：PS（子育ての特徴）の前後比較

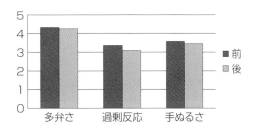

b：対照群におけるPS（子育ての特徴）の前後比較

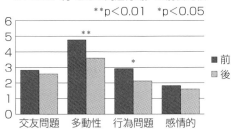

c：SDQ（子どもの問題行動）の前後比較

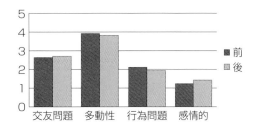

d：対照群におけるSDQ（子どもの問題行動）の前後比較

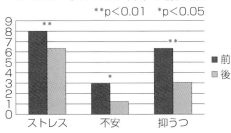

e：DASS（ストレスや不安）の前後比較

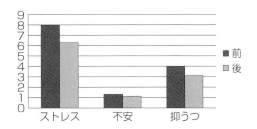

f：対照群におけるDASS（ストレスや不安）の前後比較

図Ⅲ-1-3　グループトリプルPを受ける前と後の比較

方がまだ定まらないまま行われているものもあります.

　ペアレンティングプログラムの効果が科学的に実証され研究論文としてまとまっているものは,文献検索によって知ることができます. トリプルPもそのなかの1つです. 客観的に数値で効果が出ていると, たとえば政府の事業として予算をとってもらいやすくなります. 国や地方自治体など, 中央・地方の政府でこれが実現している例は各国に多数あります.

　トリプルPは標準化された指標で効果が判定されてから実践段階に入ります. 日本では現在レベル4グループトリプルP, レベル3プライマリケアトリプルP, レベル2特定セミナートリ

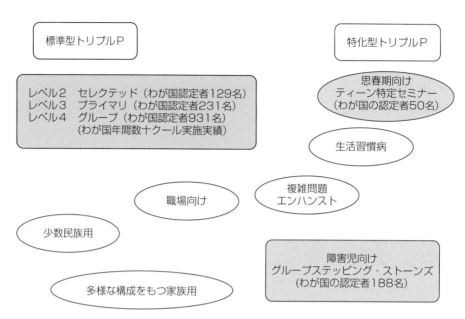

標準型トリプルP

特化型トリプルP

レベル2　セレクテッド（わが国認定者129名）
レベル3　プライマリ（わが国認定者231名）
レベル4　グループ（わが国認定者931名）
　　　　　（わが国年間数十クール実施実績）

思春期向け
ティーン特定セミナー
（わが国の認定者50名）

生活習慣病

複雑問題
エンハンスト

職場向け

少数民族用

多様な構成をもつ家族用

障害児向け
グループステッピング・ストーンズ
（わが国の認定者188名）

図Ⅲ-1-4　ケースに合わせて用意されている「特化型トリプル P」
（ファシリテーターの人数は 2021 年 3 月現在）

プル P，レベル 4 グループステッピング・ストーンズトリプル P，そしてレベル 2 ティーンセミナートリプル P が行われていますが，これらはみな "トライアル" という試行を経て，効果が確認されてから行われているものです．

　トリプル P でよく使う指標の種類とグループトリプル P を受けた場合(92 例)と受けない場合(31 例)でどのようにそれぞれが変化するかを**表Ⅲ-1-2**，**図Ⅲ-1-3** に示します．2007 ～ 2008 年にかけて行われた介入研究の結果です．

5　特化型トリプル P

　標準型のトリプル P は 17 の技術を中心に組まれていて，レベル 4 グループトリプル P に代表されていますが，それに追加もしくは変更が加えられたもののほうがより効果的と思われるケースに合わせて，特化型トリプル P が用意されています（**図Ⅲ-1-4**）．◀**ここがトリプル P**

　ステッピング・ストーンズトリプル P は障害児の親のための要素が加えられたものです．障害をもつ子ども全般を視野に入れ，精神発達遅滞とか脳性麻痺などといった，いろいろな場合が想定されています．このようなオプションに整理された意図は，障害をもつ子どもはそうでない子どもに比べ感情コントロールが難しく，また行動上の問題を起こしやすいという理解のうえに立っています．その分，介入はより細かなものになるというわけです．技術もその分，数が多くなっており，また，個別の問題を把握し評価するのにより多くのエネルギーを要します．ステッピング・ストーンズトリプル P では，2 時間のグループセッションが，1 回分多いです．技術は 17 に 8 個加わって計 25 個となります．

　障害をもつ子どもの特化型といっても，基本技術は愛情を示すとか関心を伝えるといった，通

常と何ら変わりない技術です．障害があってもなくても親と子どもの関係の基本は変わらないのだということをつくづく納得します．

　現在，発達障害への対応がわが国で急がれていますが，ADHD（注意欠陥・多動症）はレベル4のグループトリプルPで対応できると思います．ASD（自閉スペクトラム症）については，ステッピング・ストーンズトリプルPで対応したほうが効果があるといわれています．特化型のなかで日本に導入されているのはステッピング・ストーンズとティーントリプルPです．

　この他に，児童虐待を行ってしまっている親のためにするパスウェイズトリプルP，生活習慣病予防のためのライフスタイルトリプルP，職場で行うワークプレイストリプルP，多様な構成をもつ家族のためのトリプルPなどが開発されています．

【加藤則子】

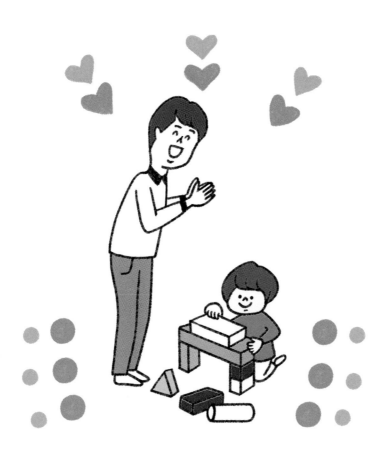

2 質の保証されたデリバリー

トリプル P の特徴は，内容がしっかりしていてその伝達のされ方が正確であることです．

内容がしっかりしているということは，科学的に効果が証明された（エビデンスのある）ものに限り，教材やマニュアルを整備して伝え広める段階に入ります．効果の証明には標準化された尺度を用います．プログラムを開発する時点ですでに尺度による評価が意識されています．それぞれの効果判定のためのトライアルは，査読付きの評価の定まっている学術雑誌に掲載されています．日本では多くの国産の，もしくは輸入もののペアレントトレーニングをはじめとするペアレンティングプログラムが行われていますが，すべてが証拠に基づいているというわけではありません．トリプル P の内容がよいといえるのは，科学的に効果が証明されていることが保証されているからともいえますが，その成り立ちについてもう少し説明してみましょう．

┊ 1 トリプル P の子育て技術

トリプル P の子育て技術は 17 にまとめられています．多くのペアレントトレーニングに共通な項目も多いですが，前向き子育ての要素を入れ込んで，前向き子育ての実践を通して子どもとのよい関係づくりの促進の助けとなるように工夫されています．

トリプル P で伝えられる内容は，とてもたくさんの理論に裏づけられています．行動理論，認知理論，社会学習理論，計画行動理論，社会的認知理論，計画行動理論，社会情報処理モデルなどです．これだけの要素が盛り込まれているのだからさぞやすぐれたプログラムだろうと思うわけですが，単に盛り込まれているだけでは実効性は伴わないかもしれません．トリプル P の場合，これが有効に活用される形に整理されています．テキストでは親に情報を提供し，作業に誘導します．マニュアルではファシリテーターがどのような語りかけ方をするのかをほとんど台本を読めばいいように具体的に書いてあります．さまざまな理論が分かりやすい語りかけの言葉に翻訳されているわけです．

たとえば，レベル 4 グループトリプル P の第 5，6，7 週は電話セッションですが，このシナリオの 1 部をみてみましょう．「今日の電話セッションをはじめるにあたって，今日話し合うことをあなたと決めたいと思います．お子さんとのことで，どんなことを話し合うか一緒に決めましょう」．このファシリテーターの語りかけのなかには，認知行動療法の 4 原則のうち 3 原則までが盛り込まれています．構造化されたセッション（電話セッションを始めるにあたって，の部分）質問による発見（あなたと決めたい，の部分），問題解決モード（お子さんのことでどんなことを，の部分）がそれに当たります．4 原則のうちの残りの 1 つは認知行動的概念化というものですが，これも電話セッションのなかで展開されます．ファシリテーターはこんな仕掛けがあるこ

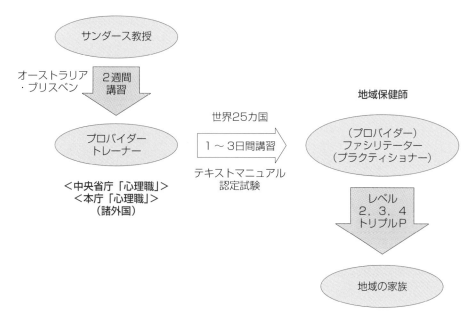

図Ⅲ-2-1　トリプルPの人材育成システム(質の担保)

とを詳しく知らずに，しかも効果的に電話セッションを行うわけです．

　トリプルPで行われるプログラムはすべてこのような詳細なマニュアルになっているわけですから，それに従えばすべての要点を押さえられます．質の悪いファシリテーターは出ないわけです．親の話を上手に聞けてグループを活性化できる特にすぐれたファシリテーターというのは，もちろん資質上あるわけですが，一方で，特に質の悪いファシリテーターは生じないようにできています．

2　ファシリテーターになるためには

① トレーナーについて

　これだけテキストやマニュアルがしっかりとしているのだから，何度かファシリテーターをやれば，ファシリテーター養成講座の講師もできるようになるのではないか，とつい思ってしまいがちですが，それはとんでもありません．**図Ⅲ-2-1** にありますように，ファシリテーターを養成することのできる人はトレーナーという心理学の専門家です．サンダース教授から直接全2週間の講習を受けて試験に合格することで，この資格が得られます．もちろん英語でこれをこなさねばなりません．日本人でこのトレーナーの資格をもっている人は2021年12月現在4人しかいません．

　トレーナーはトリプルPのもととなっている詳しい理論を知り，それのどの部分がプログラムにどのように組み込まれているかを理解します．これがわかっていて初めてマニュアルやテキストの使い方をファシリテーターになる人に教えられるのです．ファシリテーターの知識や資格はあるけれどトレーナーの資格のない人がファシリテーターの養成を行うとしたら，理論の軸の

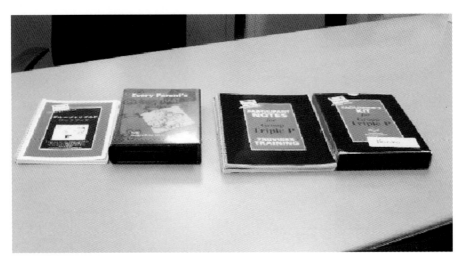

図Ⅲ-2-2　おもなトリプル P の教材（2005 年ファシリテーター養成講座受講時）
左から，ワークブック，ビデオ（現在は DVD），参加者ノート，ファシリテーターマニュアル

部分があいまいなまま，テキストやマニュアルの表面的なところだけが伝わってしまいます．そうすると，介入の内容がズレていってしまい，本来ねらった効果が得られません．

　逆に，詳しく理解しているトレーナーからトレーニングを受ければ，ファシリテーターになる人が難しい理論を知っていなくても，それに立派に裏づけられた効果的な介入をすることができるようになるのです．トリプル P の背景となっている各理論を詳しく学んでいる専門家がこういったことがあります．マスターするのが難しい高度な理論なのに，たった 3 日のトレーニングで実践可能になり，しかもその効果が科学的に実証されているなんて，まるで魔法のようだ，と．

　筆者自身，細かい心理や行動科学を学んだわけでもないので，このような仕掛けで実践的に分かりやすく組み立てられたトリプル P に惹かれますし，また安心して人に勧めたりもできるわけです．

　トリプル P がなぜ，このように正確に伝達される仕掛けをもっているのかというと，地域全体に浸透させることによって，もっとも効果が得られるという考え方に基づいているからです．レベル 1 で地域全体に子育ての悩みは誰にもあるものだから，困ったら迷わずアクセスしてくださいと訴えます．そして適切なレベルの介入を必要なだけ提供します．本来これができるようにと 5 段階に分けて開発されているのです．そのため，地域において対応する人数のファシリテーターが必要になります．こういった人を正確に，短期間で，しかもある程度の人数を育成しなければなりません．そこで，トレーニングの期間はなるべく短く，しかも内容と教材は十二分に充実させてというデリバリーのシステムが生み出されたわけです．

② ファシリテーターの教材について

　トリプル P の教材としては，レベル 2 ～ 5 について，ファシリテーターマニュアルと，トレーニングを受けるときに使う養成講座の参加者ノートがあります．レベル 4 ではこれに DVD がつき，親が講座などを受けるときに使うワークブックが用意されています．

表Ⅲ-2-1　子育てのヒントが書かれた「チップシート」（現在和訳されているもの）

チップシート		
親になること	トイレトレーニング	食事のときの問題
パートナーを支える	かんしゃく	じゃまをする
ストレスに対処する	言うことを聞かないⅠ	お客様をむかえる
家庭の安全	歩き始めたら	買い物に行く
産後のうつ	言葉の発達	車で出かける
仕事と家庭のバランス	ぐずる	片づけをする
弟や妹をむかえる準備	自分で食べる	スポーツ
泣く	言うことを聞かないⅡ	いじめにあったら
子どもの発達を促す	けんかや攻撃的態度	ADHD
分離不安・人見知り	親と離れるときの問題	創造力を伸ばす

　図Ⅲ-2-2 は，筆者がレベル 4 グループトリプル P のトレーニングをオーストラリア人のトレーナーから受けたときの教材です．左から，ワークブック（親用のテキストブック），ビデオ（当時は DVD でなくビデオでした），参加者ノート，ファシリテーターマニュアル（中には OHP シートが入っています．今はパワーポイント入り CD 付き）．

　トリプル P の教材のなかで極めて特徴的だと思われるのがレベル 2，3 で使われるチップシート（図Ⅲ-1-2）といわれる子育てのヒントが書かれたしおりです．現在和訳ができているものの一部を表Ⅲ-2-1 に示します．短いものは A3 を 2 つ折りにした A4 サイズで 4 ページ分，長いものはそれに A4 の紙が 1 枚加わり，A4 サイズで 6 ページ分です．

　チップシートの内容は充実しています．たとえば，かんしゃくを起こすことである問題（行動）が生じるとしたら，それがどんな理由でどんなメカニズムで生じるかが示されます．それに対処するのにはどんな方法が考えられるのかが列挙され，それがうまくいかなかったときの対応策などについて，親とファシリテーターが一緒に考えられるように，いろいろな項目が示されています．

　チップシートに書かれた問題行動が起こるわけや考えられる対応策の部分は，育児支援の情報としてとても有益だと思います．日本の保健所，保健センターで行われている母子保健事業，おもに乳幼児健診と保健指導，それと訪問指導などですが，これを担当する保健師は多くが新卒の若い人です．母子保健は対人保健活動の基本的な形になっているので，まず初めに経験することになっているとのことですが，新卒で実務経験もなく，若く独身で自分の子どもを育てたこともないので，不安にみち溢れています．このような母子保健担当保健師には，チップシートは貴重な情報源になると思います．

　ただ，チップシートは使い方がきちんと分かっていてはじめて使いこなせるものですので，レベル 3 の資格がないと十分には読みこなせないと思います．確実な普及のためにはレベル 3 の資格者を増員することになるわけで，やはりそれなりの手間はかかるのだと思います．

【加藤則子】

3 予防に力点
——地域に浸透してこそ有効という考え方

1 地域で活用されるトリプルP

　トリプルPの特徴は"evidence-based community approach"と要約されることが多いです．evidence-base（証拠に基づいている，客観的な評価指標によって効果が実証されている）ということは，内容がよく吟味されて正確に伝わっているということも含むと思いますが，そういった確実さと並べて称されることの多いもう1つの特徴が，地域にまるごと介入していくことがあらゆる問題に対しての最大の予防効果をもち，トリプルPシステムはそれが可能であるように考えられているということです．

　なぜ，地域単位の介入が効果的で有効と考えられるかというと，段階別に濃淡をつけた介入を行うことで，高い費用対効果が得られるからです．多段階レベルの介入が用意されているということは，地域ベースで取り組んでこそ十二分にその特長が発揮されるというわけです．表Ⅲ-3-1は，人口400万人規模の地域での多段階介入をする場合のシミュレーションです．子どものいる家庭で行うユニバーサルトリプルPは単価が安く，1豪ドルを切ります．各レベルの相当人数をかけて，それを足して全体の費用を出します．約2,000万豪ドルを子ども全員の人数で割ると，この取り組みに必要な子ども1人当たりの費用が出ます．日本円にすると1人当たり約3,000円という勘定になります．これで地域の子どもの問題行動を防げるなら安上がりと感じるかもしれません．一方で，財政が窮迫している場合は，こんな費用を予防のために出すことなど無理だという判断にもなるでしょう．

　地域のなかでどのようなレベルのメンタルヘルスの問題をもつ人がどのような割合でいるのかということを把握していく方法，いわゆる精神疫学といわれる方法論の1つですが，日本ではあまり多く取り入れられていません．メンタルヘルスというと，どちらかというと個別のケースにわけていって，専門的な対応をとる部分が多いように思います．こういった考え方の違いは，文化の違いや歴史の違いなどさまざまな要素がからんでいると思います．

　地域をベースにしたアプローチというと，介入理論でよく議論されるポピュレーションアプローチとハイリスクアプローチの違いのことが連想されます．ポピュレーションアプローチとは，地域全体の人によびかけ，地域全体の指標の平均を改善することで，病的なレベルにある人も減らしていくという考え方です．ハイリスクアプローチは，ある水準以上に病的な人たちに対して介入するというやり方です．実際には，はっきり病的といえる人たちと同じくらい，グレーゾーンといって病気とも健康ともいえない人たちへの接近が重視されます．こういう人たちにしっかり介入すれば，本当に病気になるのを未然に防げるという考え方です．

表Ⅲ-3-1　トリプル P のコスト効率(人口 400 万人規模の地域での多段階介入を想定)

※ $ は豪ドル

- ●子ども 1 人にかかる費用
  - ・$ 0.75(Universal Triple P)
  - ・$24.84(Selected Triple P)
  - ・$54.74(Primary Care Triple P)
  - ・$87.78(Group Triple P)
  - ・$86.45(Self directed Triple P)
  - ・$422.45(Standard Triple P)
  - ・$379.01(Enhanced Triple P)
- ●人口 400 万人の地域で全 2 ～ 12 歳の子ども(572,701 人)に介入を行うとかかる費用
  - ・$19,740,000
- ● 1 人当たり $34

表Ⅲ-3-2　トリプル P システム対コントロール条件での小児虐待に関連する集団アウトカム(priutz, 2009 による)

	小児(8 歳未満)1,000 人あたりの割合(%)							
	トリプル P システム実施群		コントロール群		t	df	有意差	エフェクトサイズ
	介入前	介入後	介入前	介入後				
実質的な虐待ケース	10.86	11.74	11.12	15.06	2.09	16	p<0.03	1.09
家庭外保護	4.27	3.75	3.10	4.46	2.60	16	p<0.01	1.22
小児虐待外傷(入院 &ER)	1.73	1.41	1.41	1.69	2.36	16	P<0.02	1.14

注:t-検定では,介入前と介入後の差について 2 つの試験条件を比較した.エフェクトサイズは Cohen の d 統計.

　トリプル P などにみられる 5 段階介入のレベル 1,地域全体に対する接近ですが,これは地域全体の人に前向き子育ての大切さを伝えていくので,地域全体の平均が改善することをねらっていることにもなりますが,実際のねらいは介入が必要だと自ら感じる人をシステムのなかに取り込む入り口のような働きをしています.介入の必要な人たちに必要なだけの介入を行うという考え方は,むしろハイリスクアプローチに近いですが,グレーゾーンに対する対応がむしろ充実していると思います.また,子どもは育っていくものですから,問題の程度を一言でいうことはできず,要所でのちょっとしたアドバイスがその後を改善するということもあります.

　地域全体に介入することをねらいとしていますが,いわゆるポピュレーションアプローチとも異なるようです.

　トリプル P にみられる 5 段階介入は,地域全体に浸透させることで予防をねらったものですから,それを実際行った場合の効果に興味がもたれるところです.いろいろなレベルの単独のプログラムの効果についてはいろいろな国から報告がありますが,地域を基盤にしての研究は大規模になりますので,そうどこでもできるわけではありません.アメリカ CDC(疾病予防センター)が研究費を出したサウスカロライナ州の 18 の地区で行われた研究は,まれにみる例の 1 つです.1 つの地区はカウンティとよばれる地方区で人口規模は 5 ～ 10 万,9 の介入地区と 9 つのコントロール(本当にトリプル P の効果があるというために設ける比較対照)地区に分けます.

介入地区には，トリプルPの5段階の介入を行います．コントロール地区には通常の母子保健事業を行います．それぞれの住人たちには，介入対象であることやコントロール地区であることは告げません．先入観によって結果が変わってこないようにとの配慮からです．

5年間の介入をした後の結果（**表Ⅲ-3-2**）ですが，コントロール群（カウンティ）では実際の虐待が子ども1,000人中の値で，11.12人から15.06人まで約4人増加したのに対し，介入群では10.80人から11.74人へと約1人弱の増加ですんでいます．統計学的に検査しても，この違いは意味のあるものとなっています．里親に出すなどの家庭外保護は，コントロール群では3.10人から4.46人と1人以上増加していますが，介入群では減少しています．児童虐待の外傷で救急入院した例ですが，コントロール群では1.41人から1.69人に0.2人以上増加していますが，介入群では1.73人から1.41人と0.3人以上減っています．違いはいずれも統計学的に意味のあるものです．かけた費用に対し，どれだけの効果があるのかというのも興味のもたれることです．

2 日本の地域での5段階介入の導入にあたって

断片的に行うよりも，地域全体にしっかり浸透させたほうが効果があるものだという主張は，力強いと感じる一方で，そんなことが本当にできるのかと疑念を抱くこともあります．

海外の意志決定者たちは，証拠データを示されれば，政策として取りあげる可能性もあります．日本では，政策決定にはいろいろな要素があるようです．その場合，やはりよく知られていたほうが有利で，トリプルPは質が保たれていることを特徴の1つとしていますが，質の保持にこだわらない安価なものが取り入れやすいという傾向が日本にはあるように感じます．日本では5段階介入のような大規模な介入に関して事業費を取ることはかないませんが，レベル4グループトリプルP単独で行った場合の効果のエビデンスははっきりしているので，これを希望者に行うという方法が多く用いられています．その際の保護者の声やファシリテーターの声が本書に紹介されています（第Ⅱ部 やってみよう「前向き子育て」参照）．

トリプルPは地域における5段階の介入の仕組みをもっていますが，地域における多段階の介入の仕組みは何もトリプルPのようなセット型のプログラムだけに存在しているわけではありません．たとえば，わが国の母子保健システムは，乳幼児健診のような地域のすべての子どもを対象とした入り口から始まって，問題の程度に応じて，いろいろな公的な事業や機関での取り組みで対応しています（**表Ⅲ-3-3**）．「こんにちは赤ちゃん事業」という乳児の全戸訪問が行われています．これもレベル1対応なので，入り口として重要です．

このような段階別の対応が十分に整っていない国や地域では，5段階の仕組みをもつというだけで，ずいぶん重宝されるでしょう．では，すでに十分といえる対応のある地域ではどう考えればいいでしょうか．別々に行うとかえって無駄や重複が出るような気がします．トリプルPの進め方のひとつとして，もし既存に動いている仕組みがあれば，トリプルPの要素となる各プログラムをそれらのなかでどう位置づけるかを考えていくというのがあります．しかしながら，国や地域でトリプルPを盛り込もうとなれば，どうしても新しく予算が必要となってくるのでなかなか簡単ではありません．

表Ⅲ-3-3　トリプル P の地域における 5 段階の介入

	トリプルPシステム		本研究事業*	対応する現行の母子保健制度 地域の母子保健活動
レベル5	複数の問題行動と家族の問題	ハイリスク個別対応		療育機関，児童相談所，医療機関
レベル4	複数の問題行動	8週間のセッション（標準形）	・保健師に問題行動のチェックリストを周知する ・チラシを見て，受講を希望した親に対し，レベル4グループトリプルP施行 ・（総数92）効果を対照群（総数31）と比較	グレーゾーン児，育児不安の強い親に育児グループによる支援
レベル3	単発の問題行動	簡易形 20分×4回		乳幼児健診のフォロー健診
レベル2	よくある課題	簡易形 10分×1回	・1歳6カ月健診や3歳児健診で必要な場合に「子育てヒントのしおり」を配る ・かんしゃく／ぐずる／歩きはじめたらなど	乳幼児健診時の簡単な保健指導（保健センター・医療機関）
レベル1	すべての親へ	地域のすべての親に対する啓発 ・多くの家族が子育てに問題を抱えていてもそれを外に向かって話すのをためらっている ・助けを求めて外に発信することが，健全なあり方であることを家族に知ってもらう	・3歳児健診でグループトリプルPの案内チラシを配る ・母親学級で「親となるには」「パートナーをささえる」などのしおりを配る	母子健康手帳の配布 こんにちは赤ちゃん事業

*厚生労働科学研究：平成 18 ～ 20 年度

　子どものメンタルヘルスの問題が大きく取り上げられるようになり，子どものこころを診療する小児科医がもっとたくさん必要ということで，厚生労働省の検討会でも議論されました．そこで，子どものこころの専門医ももちろん必要だが，こころを専門としない小児科医もこころを診るスキルを身につける必要があるという結論が出され，啓発テキストが作られました．また，コメディカルのスキルアップも望まれました．

　筆者はトリプル P がこの動きの後押しとなるのではと思いました．トリプル P のトレーニングは短期間で内容もしっかりとしていて，要請があればすぐに動けるなど，手順もはっきりしています．トリプル P は親の対応を改善することにより，子どもの問題行動を減らし，子どもに自信と精神的な安定を与えます．

トリプルPをいろいろな活動に応用していくには，トリプルPの特質をよく知っている必要があると思います．トリプルPは効果的な働きかけ方を十分吟味しながらいくつかに絞ったものなので，効果はさまざまですが行うことは1通りです．トリプルPはとてもすぐれた人材育成のツールをもっていますが，養成するのはトリプルPの実践者です．

トリプルPは効果のすぐれたものではありますが，何らかの事業や活動にそっくりそのまま対応できるというものではありませんから，どのようなセッティングでとり入れやすいか，などの工夫が必要です．

トリプルPの効果は多様であるといえます．児童虐待予防の効果を実証されていますし，発達障害児の問題行動を減少させます．親の思考を整理してくれるので，自分を追いつめるような思考から親を解放します．また，親の感情コントロールのためのノウハウが盛り込まれているので，児童虐待予防に役立つ建てつけになっています．また，ペアレントトレーニングタイプなので，発達障害児の行動対応に有効でもあります．グレーゾーンタイプの子どもの親にしても，育児をさらに自信をもって進めていくことに役立ちます．

3 トリプルPの予防効果

トリプルPはこのようにさまざまに役立つため，感染症でいうところの手洗い型の予防だとなぞらえる人がいます．何かの病原体に特異的なワクチンでもないし，何かの疾患に特異的な手術でもないけれど，それを行うと親と子どものメンタルヘルスに関するさまざまな問題に何かと効果がある，というわけです．現在はっきりとした病的な状態ではないけれども，親と子どものメンタルケアをしておきたいというニーズにもマッチするわけです．予防を行う専門家にとっては馴染むツールのように思います．研究計画や事業計画で，その場面に応じてトリプルPが問題に有効に働きそうな記述をしていますが，特定の治療などの問題のような決定的なインパクトがないので，この計画がとりあげてもらえるのだろうかという不安とは常に隣り合わせという部分もあります．

児童虐待予防には，国際的に新しい流れが生じてきています．児童虐待予防は限られたハイリスクの集団に専門家を雇うもしくは専門家を養成して，専門機関が対応するという方策できています．問題例を見つけ出し，親の対応，子どもへのメンタルヘルス，就学問題など個別の問題ごとに専門家がつきます．これ自体は高度な技術を要するすばらしい取り組みですが，おのずと限界が生じてきます．

新しい方策は地域予防の観点がとられています．地域全体を視野に置き，問題をもつ例の割合を減少させることをねらいます．地域のいろいろな機関の機能を結集させて，親にいろいろな選択肢を与えます．そのようにしていろいろな問題の解決をねらっていきます．どうしてこのような包括的な方法が有効なのかというと，児童虐待をする親を特別として，通常の親との線引きをするような対応に限界があるからではないでしょうか．児童虐待対応を特別な扱いとしてしまうと，差別と偏見が生まれます．子育てに悩み，追いつめられた親は，それでも自分は決してそのような問題はないのだと信じたいので，助けを求めるという行動に出づらくなり気分的に孤立してしまいます．

　そこで正常と異常の枠をはずして，子育てに困るのは誰にでもあることだ，だから困ったら1人で悩まず地域相談先に助けを求めに行こうと強く訴えます．子育てに困る親はダメな親なんだという考えをやめて，親として当たり前の支援を受けていけばいいのだと思ってもらいます．こういった，入り口レベルでの予防には，必ずしも専門的でこみいった技能はいらないのかもしれません．この議論は児童虐待予防だけでなく，発達障害の早期発見，支援にも当てはまります．親を最良の発見者と位置づけ，困ったことがあったらためらわず支援にアクセスしてもらうことでいろいろな問題の早期発見につなげます．

　日本では，生後4カ月までの乳児のいる家すべてを訪問するという「こんにちは赤ちゃん事業」が児童虐待予防の目的で始まりました．地域のすべての親にアクセスする考え方はとてもいいことです．事業はさらに相談先を伝えたり，訪問者の資質向上，発見後のフォローなど，極めて綿密なマニュアルが整備されています．そこでぜひ強調して伝えて欲しいのが，親として育児に困ることは誰にでもあるのだから，当然のこととして支援を受けていいのだということです．全戸訪問に，保健医療の専門家をすべてあてがうことができない現状にありますが，こういったことを伝えるのなら，住民の地域活動の一環として十分にできるのではないでしょうか．

　地域予防の観点では，困っている親が自ら助けを求めてアクセスしてくれることを重要な出発点とします．それがだれでも行っているような恥じる必要のないことなら，より容易にできるでしょう．そしてトリプルPのように，行動変容をねらうプログラムでは，親自らが自分の問題を解決したいと思う場合にとても有効に働きます．自分で目標を立てたり，計画を立てたりする部分が多いからです．

　トリプルPの地域予防を視点にする部分では，親が助けを求めて支援ツールにアクセスする力を重視します．親自身から動いていくことに注目する点は住民参加に似た感じがしますが，プログラム自体を住民が作っていくわけではありません．一貫して自信をもった態度をトレーナーがサンダース教授から学び，ファシリテーターはトレーナーから学び，親はファシリテーターから学び，子は親から学ぶといった，そういった伝え方をしています．

4　前向き子育てと自己統制

　また，トリプルPは，いわゆる地域保健計画とも異なる点があります．計画を実行し，評価し，次の計画に反映させていくというサイクルが，計画策定のあり方として基本とされることが多いですが，トリプルPの仕掛けのなかには評価とその反映はありません．なぜなら，親自身が自分の行動を振り返り，次の計画を立てていくという，自己統制とよばれる機能を重視しているからです．ここで，計画の立て直しが行われるので，トリプルPの枠組み自体には，評価を計画に反映させるという部分が必要ないわけです．

　前向き子育てプログラム，この「ポジティブ（前向き）」という言葉にはさまざまな含みがあると思います．まずはじめにコメントされることの多い「子どもとのよい関係」にはじまり，たとえば，指示や目標などを肯定形で述べる「ポジティブ」，また役に立たない考えでなく前向きな考えをもつようにする「ポジティブ」，そしてトリプルPの取り組みすべてが健全で，正常な取

り組み，トリプルPに参加することは決して恥ずかしいと思わなくてよいことなのだという「ポジティブ」だと思います.

　本書の位置づけは，トリプルPのレベル1，地域にトリプルPのことを啓発するという目的のものです．トリプルP関連の出版の著作権を取り仕切っている Triple P International Pty Ltd にこの了解を得て改訂に至りました．子育てに関わる多くの方々にトリプルPの概要をお伝えすることができ，さらにトリプルPに興味をもっていただければ，幸甚に存じます.

【加藤則子】

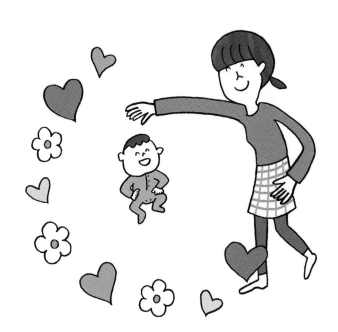

第 IV 部

トリプル P の予防効果

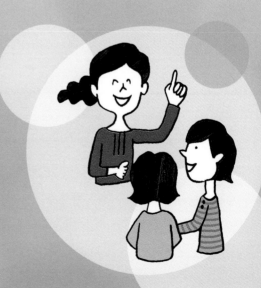

1 子ども虐待予防とトリプル P

1 子ども虐待とは

　子どもへの虐待は,「子どもへの積極的な行為(作為)」と子どもが育つ過程において「子どものニーズを満たさないこと(不作為)」の 2 つに大別されます. 欧米では前者を「アビューズ(abuse)」といい, 後者を「ネグレクト(neglect)」と表現しています. abuse を英和辞書で調べると,「乱用, 悪用, 虐待, 悪口」とあり, neglect は,「怠慢, 無視, 軽視, 放置」と訳されています. 皆さんは多分 abuse は,「drug abuse(薬物乱用)」という言葉を虐待より先に知ったのではないでしょうか. このアビューズとネグレクト(abuse and neglect)をあわせて,「マルトリートメント(maltreatment)」という言葉が用いられています.

　マルトリートメントを視覚的に分かりやすいように示すと, 子どもに生じる身体的および心理的な事態について, それぞれ作為と不作為があり, 4 つの領域に分かれます(図Ⅳ-1-1). つまりマルトリートメント(子どもへの不適切な関わり)という言葉は,「子ども虐待に至る前の状態」ではなく,「子ども虐待」そのものを意味して用いられているのです. がんばっている子どもに対して「よくやったね」というねぎらいの言葉をかける, 一生懸命に描いた絵を見せにくる子どもに「じょうずね」と言葉を返して子どもに注目するという場面は, 普段あまり気にかけないこともあるかもしれません. しかし, 愛情を示さない, 支持をしない, 認知・刺激をしない状況がずっと慢性的に続く親子関係は, 子どもに対する「不適切な関わり」であることに多くの方は気づくのではないでしょうか. この「不適切な関わり」の認識から,「子ども虐待」の認識が出発するというわけです.

　子ども虐待(マルトリートメント)は, 時にはエスカレートして, 死亡に至ったり, 後遺症を残したりする悲惨な状況に陥ることもあるため, 子どもの周辺にいる大人の気づきが非常に大切です. 重要なことは, 子ども虐待の概念に,「親, 養育者の動機」が含まれていないことです.「子どもを傷つけるつもりはなかった」という動機や悪意の有無は, 虐待であるかどうかを判断する条件にはなりません. また, 親がよかれと思って信念をもってしつけをしても, それが虐待と判断されることがあります.「子どもの健康と安全に危険を来たす, あるいはその可能性がある」場合は, 虐待であるという認識が要求されます. また, 親に子どもへの愛情がみられる場合でも, 親に育児の能力や育児の知識が不足している場合, また子どもを養育する心のゆとりがない場合にネグレクトに至ってしまうこともあります. 繰り返しになりますが,「不適切な関わり」にしっかり気づき, 正しく認識することは,「子ども, そして親を援助する」きっかけになるということで, 私たちが目的とすることは,「親を罰する, 告発する」ことではありません.

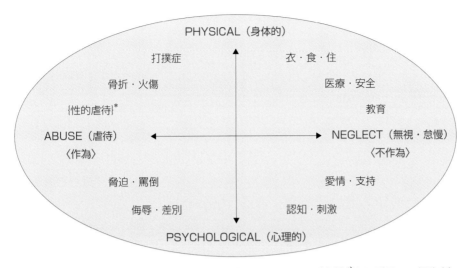

図Ⅳ-1-1　不適切な養育(マルトリートメント)のスペクトラム(文献[1]より引用,一部改変)
*性的虐待は,強い心理的要素をもつ身体的虐待の特殊なタイプとみなされている.
　虐待とネグレクトは短期,または長期に心理的影響をもたらし,身体的な傷が治癒したのちも心
　理的影響は残る可能性がある.

2　子ども虐待と発達障害

　このように「子ども虐待」を「子ども,そして親を支援する」という観点に立つと,「慢性の病気をもった子ども」「先天性の疾患をもった子ども」「発達のつまずきをもった子ども」など障害のある子どもへの気づきも大切になります.

　子育て場面を思い浮かべてください.赤ちゃんと目が合ったり,赤ちゃんにじっと見つめられると母親は幸せになります.赤ちゃんのしぐさから赤ちゃんの気持ちを想像したり,声をかけてあやすことで母親の気持ちが和みます.そして母親が声をかけたりあやすことに赤ちゃんが反応して,また目が合い赤ちゃんも表情を変える,このような相互の反応により愛着関係が深まります.しかし,何らかの理由でこのような母子間の情緒的なやりとりが行われない場合,母親の赤ちゃんに対する母性的な感情や子どもとの濃厚な愛着関係が順調に発達しない可能性が生じます.

　乳児期早期から,衝動的で落ち着きに欠けることが多い,周囲の物音や刺激に過敏でいつも機嫌が悪い,あやしてもなかなか泣き止まないなど,発達につまずきをもつ子どもを育てるうえで,大変な苦労をすることが多くみられます.障害がない場合でも,このような子どもは一般にdifficult child(育てるのが大変な子ども)とよばれていますが,母親はイライラしたり,怒ったり,かんしゃくを起こすなど,養育上の負担が容易に想像されます.発達障害と情緒的・行動的障害の両方をもつ子どもの親や養育者,あるいはきょうだいは,高いストレスをしばしば経験します.そして親は子どもの問題行動に対して,怒り,絶望,悲嘆,嫌悪など激しい感情の嵐に襲われます.この高いストレスはさらに子育て能力に悪影響を与えることでしょう.

　乳児期からこのような親子関係で過ごした場合,幼児期,学童期になっても同様の親子関係の

就学前にみられる危険因子
子どもの危険因子
・気質（短気など）
・多動／衝動性／不注意
・性差
・気分障害／学習困難
親の危険因子
・一貫性のないしつけ
・厳しい罰
・愛情に欠ける
家族の危険因子
・社会的資源や支援が不足
・経済的困窮
・親の抑うつ
・親同士の不仲，片親としての困難
・親の犯罪歴，親の精神疾患
・高い家庭のストレスとその変化

学童期にみられる問題
子どもの問題
・低い学習到達度（特に読解力）
・貧弱な交友関係（他の子どもから排除）
・攻撃性と大人に対する不順さ
・学校の目標と価値観からの隔たり
・否定的自己概念の発達（抑うつ感）
・逸脱交友グループへの接近
親の問題
・学習支援の欠如
・学校での好ましい行動に対する支援の欠如
・学校の目標と家庭の間の不一致
・親子の回避的行動のエスカレート
・親の無気力感と子ども拒絶

就学時にみられる問題
子どもの問題
・学習に対する準備の欠如
・貧弱なソーシャルスキル
・情緒／自己コントロールの欠如

青年期にみられる問題
子どもの問題
・主流文化からの隔たり
・逸脱交友グループへ加入
・非行の前兆
・学校の長期欠席と退学
親の問題
・親子の回避的行動のエスカレート
・子どもに拒絶されているという親の感情
・子どもの活動に対する効果的監督能力の欠如
・学校とのコミュニケーション不足

図Ⅳ-1-2　子ども・親・家族の危険因子と発生する可能性のある問題（文献 2)より引用）

問題は，強制的な育児，高圧的な育児となり，そしてマルトリートメントへと進展し，さらに好ましくない状況が助長される危険性が高くなります．必ずしも特殊な状況ではなく，食事の世話，着替えなどの日常の場面での困難性が，親のストレスを予測する大きな指標になることに注目してください．

　就学前の子どもや家族に認められる情緒的，行動的，社会的な問題や障害，すなわち子どもの危険因子，親の危険因子，家族の危険因子によって，子どもが就学時に，また学童期や思春期にどのような問題をもつ子どもになる可能性があるのか，どのような親になる可能性があるのかを図Ⅳ-1-2 に示します．危険因子を知ることは，問題が生じないようにする防御因子を探すために必要です．子ども，親，そしてきょうだいなど他の家族にも何らかの応援がいることに気づくことが重要です．

　では，子どもの周りにいる大人が，親にどのようなアドバイスができるのでしょうか．

3　ペアレンティングの必要性

　子ども虐待に至る理由を考えやすくする意味で，障害をもつ子どもとその親を例に挙げて説明しましたが，第Ⅰ部の「前向き子育ての5原則」で紹介されている「現実的な期待」について少し説明したいと思います．

　「おとなしく，大人に対して素直で友だちに優しく，そしてまじめで勉強ができる子ども」を理想とする親です．テストの結果がよいと親が喜ぶので，子どもは親の思いに答えようとして無理をします．親が勝手に自分の期待する子ども像を作り，それに沿うために子どもは，「おとなしく，聞き分けのよい子ども」を演じます．実は子どもはストレスや不満を感じ，息苦しい毎日を送っています．親は「よい子」を期待し，一方で子どもはストレスをどんどんため，ついにストレスや息苦しさに耐え切れず自分をコントロールすることができなくなったときに，子どもは爆発してしまいます．親の過度の期待によって作られた「よい子」が，大きくなって大人に反抗し，場合によっては不登校になる，非行に走る，罪を犯してしまうというように進展します．ここで，気づいていただきたいことは，子どもにはいろいろなタイプがいて，親は子どもの特徴，性格（気質）にも目を向ける必要があるということです．つまり，障害をもつ子ども，育てにくい子どもだけでなく，あらゆる子どもを対象に，食事，睡眠，入浴，遊びなど，さまざまな日常の場面で起こる子どもの問題行動に対して，親は積極的に子どもにどのように接するかを学ぶ機会をもつことが必要です．

　ペアレンティングは，子どもが日常で起こしがちな問題行動に対する親の子育て場面のとまどいにヒントを与え，さらには子育てに対するやりがいを伝える道しるべの1つです．ペアレンティング（parenting）は，「親であること，親をすること」つまり「子育て・育児」であり，この第Ⅳ部で繰り返し述べてきた「子ども虐待」の予防につながる「親としてのスキル，親の役割，親子のあり方」を学ぶものです．核家族化，父親の不在，母親の孤立，若年の母親，経済的困窮など社会事情の変化なども考えると，ますますペアレンティングの必要性が浮かび上がってきます．

　では，どのようなペアレンティングが効果的な子育て支援プログラムといえるのでしょうか．いくつかの要素を挙げてみたいと思います．

　①　家族をエンパワーする：自分たちのために問題を解決する家族の力を高めます．
　②　今の家族の力を基盤とする：今の家族の構成員の力量を基盤とします．
　③　危険因子に焦点を当てる：具体的な問題，危険因子に焦点を当て，解決を図ります．
　④　アクセスしやすい：病院，家庭，保育所・幼稚園，学校，職場など多様な設定が望ましいです．
　⑤　発達段階に合わせる：対象とする年齢と発達段階に合わせた時期を合わせます．
　⑥　ジェンダーに敏感である：パートナー間の平等を重視します．
　⑦　科学的である：一貫した明白な理論的原理に基づいた子育てスキルを提供します．
　⑧　文化的適性をもつ：文化的価値観，期待感，伝統，ニーズを尊重します．

:4 トリプル P の実践[3]

① トリプル P の特徴

　トリプル P は，さらに前向きな取り組みに重点をおく子育て法であることが特徴です．そして何よりも特徴的なことは，単に子育てスキルとしての how to を学ぶのではなく，親がさまざまな状況に出会ったとき，トリプル P で学んだことをヒントに，自ら工夫し，自ら解決の糸口を見つけ出すことにあります．つまり，トリプル P では，子育てに必要な以下のような自己統制（self-regulation）の資質，能力を身につけることが重要と考えています．
・自己管理（self-management）
・自己効力感（self-efficacy）
・自ら行動する（personal agency）
・自己充足感（self-sufficiency）

② トリプル P の目標

　トリプル P は，子育ての環境において安全で，活動的で，暴力や争いの少ない環境を作ることを目標としています．子ども，親に対して具体的に何を期待するのでしょうか．

　a．子どもの目標「社会性，情緒，言葉，知能，行動の力を伸ばす」
　子どもに焦点を当てたトリプル P の目標を挙げてみます．
　① 子どものコミュニケーション能力を育む．
　② 子どもの自己コントロールを促す．
　③ 子どもの独立心を促す．
　④ 子どもの問題解決の力を身につけるのを助ける．
　⑤ 子どもの行動を取り扱う．

　b．親の目標「子育ての知識，技能，自信の向上」
　養育する親に焦点を当てた目標は以下の通りです．
　① 子どもの社会的，情緒的，行動的発達を促す親のスキルを増強する．
　② 親による強制的，懲罰的なしつけを減らす．
　③ 親のコミュニケーションを改善する．
　④ 積極的な親子のやり取りを増加する．
　⑤ 親の子育てに関するストレスを軽減する．

③ 地域における多段階の家族介入システム

　トリプル P は地域の対象とする親とその内容により，5 段階のレベルがあります（**表Ⅳ-1-1**）．なぜ，複数のレベルから成り立っているのかという理由は，発達障害や問題行動などレベルが子どもごとに異なっているからで，親が必要とするかもしれない支援の方法も，それぞれの親のニーズや好みがあるからです．この方法は，支援の効率を高め，コストを最小限にし，浪費と過

表IV-1-1　トリプルP の家族支援モデル（レベル1 からレベル5）（文献 [3][4]より引用）

	支援レベル	対象者	プログラム内容・方法	考えられる対象領域
レベル1	ユニバーサルトリプルP メディアによる情報提供，インフォメーションキャンペーン	子育てと子どもの発達を促す情報を求める親	・子育て問題に対する関心を高めるマスメディア(テレビ，ラジオ，新聞，など)を通じて子どもの一般的な問題行動発生の要因や対処方法を伝える	・一般的な子育ての問題 ・よくみられる日常的行動と発達の問題
レベル2	特定の親の心配に対する情報とアドバイス	子どもの行動や発達について何か悩みや関心がある親	・あまり深刻でない問題に対する適切なアドバイスの提供 ・面談か電話相談(20分セッションを2回など)やセミナー(60〜90分)がある	・よく見られる問題行動，またはトイレトレーニングや就寝問題など発達過渡期にみられる問題
レベル2	トリプルP セミナー	2〜12歳の子どもの親	・3テーマ：前向き子育て，子どもの自信，がんばれる子ども	
レベル2	ティーントリプルP セミナー	11〜15歳の子どもの親	・3テーマ：責任感，能力，人間関係	
レベル3	プライマリケアトリプルP 焦点をしぼった子育てスキルトレーニング	子どもの行動や発達について心配があり，相談やトレーニングを受けたい親	・継続的でない子どもの問題行動を扱うのに必要なアドバイスにリハーサルと自己評価を組み合わせた短期プログラム(4セッションで合計80分)．面談か電話相談を含む	・継続的でない子どもの問題行動(かんしゃく，ぐずる，きょうだいゲンカなど)
レベル4	グループトリプルP 前向き子育てスキルを学びたい親，とくに，子どもの深刻な問題行動に悩んでいる親	前向き子育て技術を学ぶトレーニングを受けたい親 とくに子どもの深刻な問題行動で悩んでいる親	・子育てスキルの集中的トレーニングプログラム 1セッション(120〜150分)を8〜10セッション ・1週間に1セッションで約2カ月で行う	・複数の子どもの問題行動 ・攻撃的行動 ・反抗挑戦性障害 ・行為障害 ・学習障害
レベル4	ステッピング・ストーンズトリプルP	障害のある子どもを持つ親	・さまざまな問題行動，状況を学び応用性を持つ主としてグループであるが，個人，自主学習の方法もある	
レベル4	トリプルP オンライン	自宅での個別学習を希望する親	PC，タブレット，スマホでアクセスする	
レベル5	エンハンストトリプルP 行動療法的家族療法	子どもの現在進行中の問題行動と家庭の問題に悩んでいる親	・子どもの問題行動と家族の機能不全に対応する集中個人プログラム(60〜90分のセッション)	・現在進行中の子どもの問題行動と親の問題(親同士の争いやうつ，ストレスなど)
レベル5	パスウェイトリプルP	子どもを虐待するおそれのある親	・帰属再訓練や怒りコントロールなどの内容	

剰サービスを避けるように考えられています.

① レベル 1:子育て,子どもの発達に興味をもつすべての親に対して,ラジオ,新聞,広報などのメディア主体の広報キャンペーンです.
② レベル 2:子どもの発達,行動に具体的な懸念をもつ親に対して,グループセミナー(60 〜 90 分)や短時間(20 分以内)の面談,電話相談などの短期の介入を行います.
③ レベル 3:レベル 2 の親で,とくにコンサルテーションやトレーニングを必要とする親に対して,個別またはグループで子どもの問題行動を管理することを目的に,短時間(20 分を 4 回程度)行うプログラムです.
④ レベル 4:集中的訓練を希望する親(攻撃性や反抗性の問題行動を示す親,障害のある子どもや情緒・行動障害ないし,その危険性を有する子どもをもつ親が多いですが,子育てに不安,困難性を感じるあらゆる親が対象になる)に対して,好ましい親子関係や子どもの問題行動を扱う方法などを主としてグループで学びます.1 回 2 時間を数回行う,計 10 時間程度の集中プログラムです.
⑤ レベル 5:問題行動を有する子どもと家族機能不全(親の抑うつ,ストレス,両親の不和など)が併存する家庭,子どもを虐待する恐れのある親に対する,レベル 4 をより深めた集中的家族介入プログラムです.

　プログラムを学習する方法は,効果を考えて個別やグループで行いますが,親の時間的,距離的,あるいは経済的な状況から,自主学習(あるいは自主学習に電話セッションを追加する)方法も配慮され,トリプル P は非常に柔軟なプログラムが準備されています(図Ⅳ-1-3).

❹ トリプル P の実際

a. グループトリプル P(レベル 4)

　幅広い子育て問題に対応する子育てトレーニング(介入)で,応用性の高いレベル 4 のグループトリプル P を紹介します.前向きな子育てスキルの集中トレーニングを望む親や深刻な問題行動の子どもをもつ親を対象とします.1 セッション 120 分程度を 8 〜 10 セッション行うプログラムで,最初の 1 〜 4 週は 10 〜 12 人程度のグループ学習で,前向き子育ての考え方,行動記録のための講義,スキル習得のためのロールプレイを行います.第 5 〜 7 週は,個別の電話セッションで,親による自宅での子育てスキルの実施状況を確認し,その改善について助言を行います.最後の第 8 週は,再度グループが集まりプログラムのまとめや振り返りを行います(図Ⅳ-1-4).

b. ステッピング・ストーンズグループトリプル P(レベル 4)

　さまざまな障害のある子どもの親に対しては,子どもの障害の特性を考え,トリプル P の 5 つの基本原則に 2 つが追加され 7 つとなり,基本のグループトリプル P で紹介された 17 の技術は,25 の技術に増えています.また 1 セッションの時間も 150 分と時間が延長され,よりゆっくりと詳細に学べるプログラムが用意され,1 歩 1 歩,歩んでいくイメージからステッピング・ストーンズトリプル P と名づけられています.

c. ティーントリプル P セミナー(レベル 2)

　思春期となると,子どもから大人に成熟していくための心身の変化が一気に始まります.学童

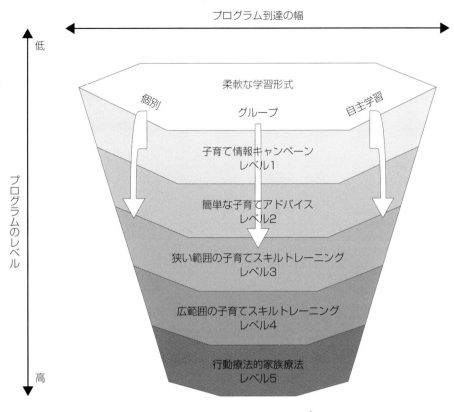

図Ⅳ-1-3　柔軟な学習形式を持つトリプルPのモデル（文献[3]より引用）

・子育てスキルを幅広くトレーニングするために作られたプログラム
・前向きな子育てスキルの集中トレーニングを望む親や深刻な問題行動の子どもを持つ親を対象

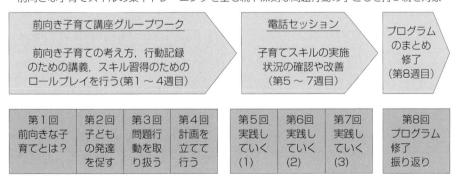

図Ⅳ-1-4　レベル4のグループトリプルPの実施例

期から出現するいじめ，不登校に加え，摂食障害，自傷行為，非行，うつ状態，自殺など深刻な
メンタルヘルス問題に進展すると親だけでの対応に限界が生じ，さまざまな専門家の助けが必要
になることも起こりえます．ティーンエイジャーが生活する家庭，学校，地域においてティーン
の子どものもっている力を最大限に伸ばすため，①責任あるティーンを育てる，②能力ある

ティーンを育てる，③ティーンの人間関係を助けるの 3 つのテーマを 1 つずつセミナー形式で学びます．1 つのテーマは 60 分のセッションと 30 分程度の質疑応答で構成されています．日本では 2020 年 1 月から導入されています．

d. トリプル P オンライン（レベル 4）

新型コロナウイルスの感染拡大を受け，感染予防のためイベントの自粛・中止，休校・休園となる地域も増えております．このため，親も子も長時間家で過ごされ，ともにストレスが高まり，子ども虐待の増加が報告されています．このような状況下で，子どもの安心・安全を高めるために，親への育児支援として外出制限下においても個別に親の自由な時間に，PC，タブレット，スマホを通して，レベル 4 の内容であるスタンダードトリプル P のコンテンツにアクセスできるプログラムが開発されています．日本には 2021 年 11 月に試験導入され，2022 年 4 月以降から一般にも展開されます．詳しくはトリプル P ジャパンのホームページ（http://www.triplep-japan.org/）を参照してください．なお，トリプル P オンラインは，インフルエンザや他の感染症対策などの状況においても，子どもの健やかなる成育のために利用できるプログラムとして期待されています．

┊5 トリプル P の評価（効果判定）方法[4]

質の高いプログラムを提供するためには，プログラムの効果についての評価が不可欠です．プログラムを受けた親にどのような変化が出たのか，そして，子どもの行動に変化が生じたのかを評価します．評価をするためには，実施前と実施後の状態をみる必要があります．この評価結果からプログラム自体を改善したり，個人にとって効果的でない場合は別のレベルの介入を必要とするからです．実際には後に述べる質問票のうちいくつかを選んで 1 つのアセスメント冊子を作成し，プログラムに参加する親に記載を頼み，総合評価を行います．代表的な質問票を次に示します（**表Ⅳ-1-2**）．ここに紹介していない調査票も使用は可能ですが，いずれも研究目的で使用する場合は，著作権を確認する必要があります．後述の調査票①〜⑪は，**表Ⅳ-1-2** 内の番号と一致しています．

❶ 家族についての調査（西オーストラリア子ども保健調査改定版：Zubrick et al, 1995）

子どものこと（性別，年齢，生年月日），親の婚姻状況，子どもとの関係，親の就労状況，学歴のほか，家族構成，家族の年収，さらに子どもの健康や発達などを基本情報とします．

❷ 子どもに関すること

①　アイバーグ子ども行動調査票（Eyberg Child Behavior Inventory: ECBI, Eyberg&Pincus,1999）
②　発達向上チェックリスト（Developmental Behavior checklist, DBC, Einfeld & Tonge, 2002）
③　子どもの長所短所調査票（Strength and Difficulties Questionnaire: SDQ, Goodman, 1997, 1999）

❸ 親の状況

④　子育ての特徴（Parenting Scale: PS, Arnold, 1993）

表Ⅳ-1-2　アセスメントに使用する調査票

	名称	略号	内容	対象年齢	項目数	参考	年度
①	アイバーグ子ども行動調査票	ECBI	子ども	2〜16歳	36	Eyberg & Pincus	1999
②	発達行動チェックリスト	DBC	子ども	4〜18歳	96	Einfeld & Tonge	2002
③	子どもの長所短所調査票	SDQ	子ども	3〜16歳	25	Goodman	1997, 1999
④	子育ての特徴	PS	親		30	Arnold	1993
⑤	子育ての自信度	PTS	親		28	Sanders & Woolley	2005
⑥	親の精神状態（うつ・不安・ストレス）	DASS	親		42	Lovibond	1995
⑦	夫婦間の質指数	RQI	夫婦		16	Norton	1983
⑧	子育て意見の衝突の程度	PPC	夫婦		6	Dadds & Powell	1991
⑨	両親の怒り感情調査票	PAI	親・虐待		16	Hansen & Sedlar	1998
⑩	両親の虐待ポテンシャル調査票	CAPI	親・虐待		160(77*)	Milner	1986
⑪	消費者満足度調査	CSQ	親・満足度		13	Sanders, ほか	2000

＊は，簡易版の項目数を示す

⑤　子育ての自信度（Parenting Task Scale: PTS, Sanders & Woolley, 2005）
⑥　親の精神状態（Depression Anxiety Stress Scales: DASS, Lovibond & Lovibond, 1995）

④ 夫婦間，パートナーの関係に関すること

⑦　夫婦間の質指数（Relationship Quality Index: RQI, Norton, 1983）
⑧　子育て意見の衝突の程度（Parent Problem Checklist: PPC, Dadds & Powell, 1991）

⑤ 虐待の行為，可能性に関すること

⑨　両親の怒り感情調査票（Parental Anger Inventory: PAI, Hansen & Sedlar,1998）
⑩　両親の虐待ポテンシャル調査票（Child Abuse Potential Inventory: CAPI, Milner, 1986）

⑥ プログラムの満足度

⑪　消費者満足度調査（Client Satisfaction Questionnaire: CSQ, Sanders, et al, 2000）

6　トリプルPの科学的根拠に基づく研究評価

トリプルPは，現在オーストラリア以外でもニュージーランド，ドイツ，スイス，イングラ

ンド，スコットランド，香港，シンガポール，カナダ，アメリカなど10数カ国以上において導入され，一般的な医療，小児保健サービス，精神保健サービス，保育園，幼稚園，学校，職場，電話サービスなどで提供されています．これらの国々で，科学的根拠に基づく効果をもったプログラムであると認知されている理由は，無作為化比較試験，あるいはランダム化比較試験（randomized controlled test: RCT）という割付法を取り入れ，評価を行っているからです．プログラム前に参加者に対して，コンピューターや乱数表などを使ってランダム（無作為）に2つのグループに分けるという方法です．プログラムを受けるグループを介入群，プログラムを受けない群を対照群という形で2群に分けて，トリプルPに参加される方を同じ時間枠で評価するというRCTを原則として行っています．RCTは，効果判定の比較試験でもっとも科学的な根拠に基づく研究というわけです．

介入群は，プログラム前とプログラム直後でアセスメント冊子を用いて比較を行い，この効果が持続するものであるかを確かめるため，3〜6カ月後にもう一度アセスメント冊子に記入をしてもらいます．一方，対照群は介入群のプログラム中は，何も助言などを受けずに待ってその後にアセスメント冊子に記入をするので待機群ともよばれます．研究的にはこれで終了ですが，トリプルPでは待機群も2回目のアセスメントの後，プログラムを受けてもらうことにしています．このような研究デザインで，介入群も待機群も同じ3回ずつアセスメント冊子に協力をお願いしています（図Ⅳ-1-5）．

これまで，数多くのRCTが施行され，子どもの問題行動の減少，親の自信の向上，子育てスタイルでの甘い対応・過剰な対応の減少，親の子育てからくる不安，ストレスの減少，親同士の子育て意見の食い違いの減少などの効果が報告されています．虐待に関しては，不適切な行為の減少，虐待の潜在意識（ポテンシャル），怒りの感情の緩和などが確かめられています（表Ⅳ-1-3）．

さらにアメリカ・サウスカロライナ州では8歳以下の子どもをもつ家庭を対象に，個人での割付でなく，18郡の地域を無作為に分けて，トリプルP施行の介入地域とトリプルP未施行の非介入地域において5年間の観察を行った研究があります．これはアメリカCDC（Center for Disease Control）の助成を受けた大規模な地域研究です．研究結果では，登録される子ども虐待の数の減少，自宅外措置の子ども（施設や里親など）の減少，虐待行為による外傷患者の減少が確認されています．この研究は児童虐待防止を目的とした，初めての地域レベルのランダム化比較試験として注目されています．

7 トリプルPに参加するために

トリプルPをできるだけ多くの方に知ってもらうために，トリプルPジャパンというNPO法人が設立されています．まずは，インターネットでトリプルPのホームページ（http://www.triplep-japan.org/index.html）にアクセスしてみてください．あるいは，検索エンジンで「トリプルPジャパン」と打ってみるとすぐにみつかります．

参加されるお父さん，お母さんに対しては，「すべてのお父さん，お母さんへ」をクリックしていただくと，トリプルPについて，子育て支援セミナー，子育てヒント集が用意されています．そして，子育ての支援に携わる方には，「子育て支援リーダーの皆さま」をクリックすると，

A群（トリプルP介入前①と後②の比較と3〜6カ月後の持続効果③を判定）

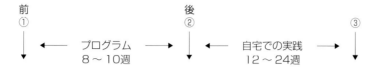

B群（①'の後，プログラム施行なしに待機し②'と比較，待機後トリプルPを実施直後に効果③'を判定）

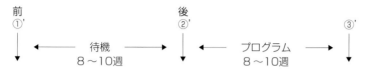

図IV-1-5　研究デザインの例

A群，B群ともに3回ずつアセスメントを行う．ランダム化比較試験は，A群，B群を無作為（ランダム）に割り付ける．

表IV-1-3　ランダム化比較試験で検討されたトリプルPの文献例

対象 （検討された 課題）	方法 （トリプルP）	子どもの 年齢	人数 （人）	効果			著者
				子ども	親	その他	
注意欠陥・多動性障害の子ども	レベル4	5〜9歳	20	・破壊性行動の減少	・育児負担感の減少 ・自己効力間の上昇	・プログラムに高い満足	Hoath & Sanders (2002)
破壊性，問題行動の高い子ども	レベル4 （スタンダードトリプルP） レベル5 （エンハンストリプルP）	2〜5歳	37	・破壊性行動の減少	・機能不全的育児の改善 ・育児の自信の上昇 ・夫婦関係の改善	・プログラムに高い満足 ・2つのレベルに差がない ・3カ月後にも保続効果あり	Ireland (2003)
子どもへの怒りの高い親 マルトリートの危険性のある家族	レベル5 （パスウェイトリプルP）	2〜7歳	74	・破壊性行動の減少	・機能不全的育児の改善 ・自己効力間の上昇 ・育児負担感の減少 ・夫婦間衝突の減少	**短期(エンハンス＞標準)** ・子どもの失敗への負の態度の改善 ・虐待ポテンシャルの改善 ・非現実的な期待感の改善	Connors ほか (2003)
アメリカ サウスカロライナ州 郡の人口： 50,000〜175,000	レベル1〜5すべて	8歳以下	地域 （18郡）	**5年間での結果** ・登録児童虐待数の減少 ・自宅外措置数の減少 ・虐待による外傷での入院数，救急受診数の減少			Prinz ほか (2009)

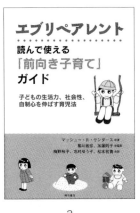 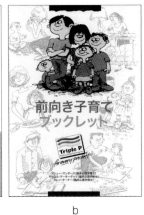 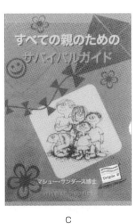

a b c

図Ⅳ-1-6 トリプルＰの教材
a：エブリペアレント 読んで使える「前向き子育て」ガイド‒子どもの生活力，社会性，
　自制心を伸ばす育児法‒(明石書店)：マシュー・サンダース(著)，柳川敏彦，加藤則
　子(監訳)．
b：「前向き子育て」ブックレット(トリプルＰジャパン)：マシュー・サンダース，キャ
　ロル・マーキーダッツ，カレン・ターナー(著)．
c：「前向き子育て」DVDすべての親のためのサバイバルガイド(トリプルＰジャパン)．

トリプルＰのセミナーやそれぞれのプログラム実施の講師となるファシリテーター養成講座の
開催などについて説明されています．また，上記の教材についても案内されていますのでより詳
しく知りたい方にお勧めします(**図Ⅳ-1-6**)．

● **トリプルＰのお問合せ先**

特定非営利法人　Triple P Japan
　〒140-0014　東京都品川区大井１丁目６番３号 アゴラ大井町 3F
　電 話：03-3777-2722　FAX：03-3777-2723
　e-mail：office@triplep-japan.org
　Ｈ　Ｐ：http://www.triplep-japan.org/index.html

法人役員
　理事長　柳川敏彦　　副理事長　加藤則子
　理事　澤田いずみ　白山真知子　藤田一郎　松岡かおり (50 音順)
　監事　石津博子

8 トリプルＰの長所

トリプルＰの特徴を次にまとめてみます．
① 子育て・家族支援の順応性のあるシステムです．

② プログラムとともに，その効果の評価は根拠に基づいています．

③ 予防と早期介入の概念を重要と考えるアプローチです．

④ 5段階の介入レベルが準備されています．

⑤ 支援する内容は過不足のない十分な量を信条とします．

⑥ 多様な専門家による視点を大切にします．

　このような特徴から，トリプルPは，子ども虐待，子どもの問題行動の一次予防として役立ち，発達障害の子どもをもつ親は子どもの状況に早くから気づき，子どもはより軽い症状で経過させることができるという意味で，発達障害の早期発見支援となります．地域での育児グループ活動においては，育児不安の解消と援助が必要な子どもの親への支援とともに保健師，子育て支援従事者の負担の軽減，自信や意欲の向上につながるものであることを確信しています．

●文　献●

1) Johnson CF：小児虐待とネグレクト（第35章）．Behrman RE, Kliegman RM, Jenson HE 原著編集．ネルソン小児科学．原著第17版．日本語版．エルゼビア・ジャパン，pp126-136, 2005.

2) Triple P：Participant Notes for Group Triple P. Provider Training. Triple P International Pty Ltd, pp1-95, 2005.

3) Sanders MR, Markie-Dadds C, Turner MT：Theoretical, Scientific and Clinical Foundations of the Triple P-Positive Parenting Program：A Population Approach to the Promotion of Parenting Competence. Parenting Reserch and Practice Monograph 1：1-25, 2003.（http://www10.triplep.net/?pid=11）

4) Sanders MR, Mazzucchelli TG, Studman LS：Facilitator's manual for group stepping stones Triple P for families with a child who has a disability. The University of Queenland and The Disability Service of Western Australia pp1-280, 2009.

【柳川敏彦】

2 非認知能力向上・ネット依存症予防

1 非認知能力とは

　人間の能力を大きく2つに分けると，テストやIQなど数値で評価できる「認知能力」と数値で測ることが難しい精神に関わる能力である「非認知能力」があるといわれています．非認知能力とは，人間が生きていくために大切な能力で，自己実現の原動力となるものです．たとえば，意欲や積極性，やり抜く力，自制心，協調性，問題解決能力などを指します．

　非認知能力に関する先行研究では，非認知能力が高いと子どもの学習意欲が増し，成績がよくなる，学校・家庭ともによい生活態度を身につける，社会でも正規職につき所得が高い，心身ともに健康度が高く，10代の妊娠や犯罪率，失業率が低い傾向にあることが分かっています．また，親子関係のよい子どもは，精神的健康度が良好で非認知能力も高い傾向にあります．一般的に非認知能力は年齢とともに伸びていき，中学生で精神的健康度が悪化するのと呼応して非認知能力も一旦低下しますが，思春期を過ぎると再度伸びていくという報告もみられます．

　非認知能力は脳の前頭前野に存在し，安定した愛着形成（保護者と子どもの絆で結ばれた関係）のあと，2〜3歳くらいから発達していきます．日常生活のなかでできることが1つずつ増えたり，外の世界に興味関心が広がり，夢中になって遊び，探索するとき，中脳の一部から前頭前野に向かってドーパミンが放出されます（図Ⅳ-2-1）．すると，子どもは喜びや達成感を味わい，前頭前

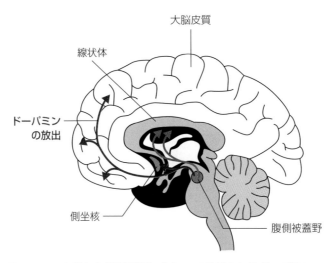

図Ⅳ-2-1　中脳から前頭前野に向かって放出されるドーパミン

野が活性化されます．その喜びを再び得るために行動を繰り返すことにより，ドーパミンが何度も放出されます．それにより脳の報酬神経回路が強化され，前頭前野にある非認知能力が育つのです（図IV-2-2）．

　重要なことは，子どもとの安定した愛着のうえに芽生える非認知能力にポジティブシャワー（前向きな声掛け）を行い，ドーパミンをたくさん放出させることです．たとえば，子どもが自主的に遊びを考え，それに没頭することを楽しみ，かつ周囲の大人から励まされたり，褒められたりすると，たくさんのドーパミンが前頭前野に放出され，そこにある「積極性」や「自主性」，「創造力」といった非認知能力が発達するのです．

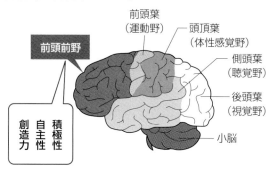

図IV-2-2　前頭前野に存在する非認知能力

2　安定した愛着のつくり方

　安定した愛着は子どもが望む3つのことを満たすことで形成されます．「愛してほしい（愛情）」「見てほしい，聞いてほしい，分かってほしい，困ったら手を差し伸べてほしい（関心）」「認めてほしい（前向きな注目）」の3つです（図IV-2-3）．これらが満たされて，子どもは自分に対する安心感と他人に対する信頼感を得ることができ，それが非認知能力を育てるための土台となるのです．具体的にどうすればいいか考えてみましょう．

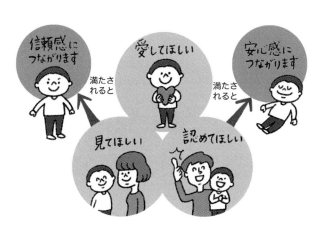

図IV-2-3　子どもが望む3つのことを満たしてつくる安定した愛着

　「愛情」… スキンシップや笑顔，優しい声などで表現することができます．「大好きだよ」と抱きしめてもいいですし，絵本の読み聞かせもいいです．思春期では優しい声で名前を呼ぶ，笑顔であいさつをする，好物を用意するだけでも愛情を感じられます．

　「関心」… 1分程度の短時間でよいので目を見て話を聞くことです．そして前向きな相づち（例：「なるほどね」「その話，もう少し詳しく聞かせて」「それは大変だったね」「そう思うのも当然だよね」など）をうつことです．そうすることで，子どもは自分に関心をもって聞いてもらえる，自分の気持ちを分かってもらえる，この人を信じ頼ってもいいんだと感じます．

　「前向きな注目」… できるようになったことや頑張っていることに注目し，それを具体的に言葉にして伝えることです．子どもの発達はつみ木を積みあげていくようなものです．まだ積みあがっていないつみ木や，隣の高く積みあがったつみ木ではなく，自分の子どものつみ木だけに注目して，その頑張りを評価するのです．自己肯定感とは自分のつみ木に対するポジティブなイメージです．このつみ木でいいんだと思えれば，自己肯定感が高まり自然と自分からつみ木を積みあげたいというやる気や勇気が生まれます（**図Ⅳ-2-4**）．

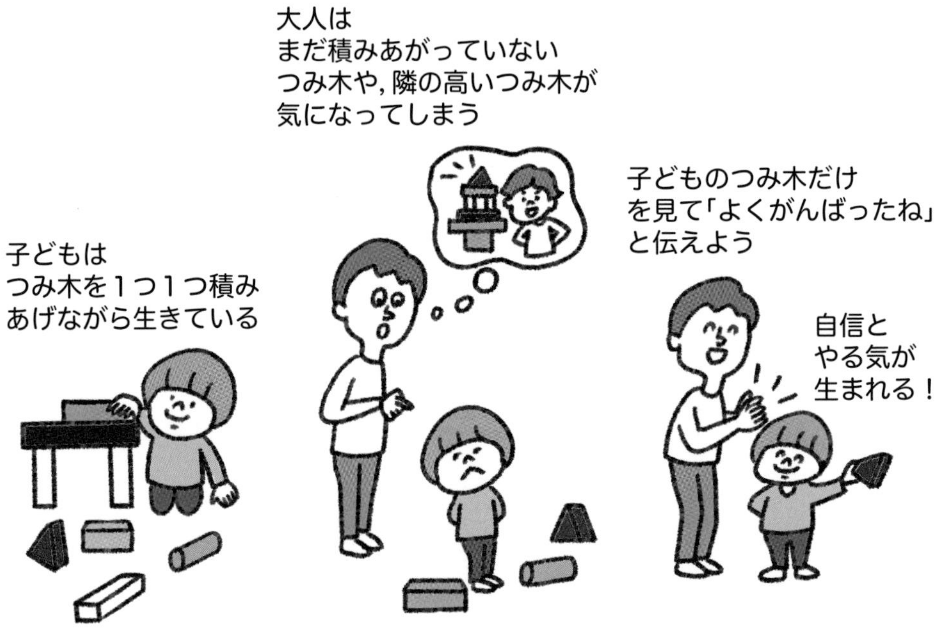

図Ⅳ-2-4　前向きな注目は子どものつみ木だけに注目すること

　子どもは，自分に「愛情」「関心」「前向きな注目」を与える人と愛着を形成し，安心感と信頼感をもつことができます．幼児期以降，子どもは家庭の外に出て集団生活やさまざまな活動を経験します．そのなかでたくさんの人と出会い，積極的に遊ぶことでさまざまな体験をし，学びの

ある失敗を繰り返しながら自主的に行動することができるようになるのです．安定した愛着形成がある子どもは，この時期に非認知能力が大きく伸びていきます（**図Ⅳ-2-5**）．

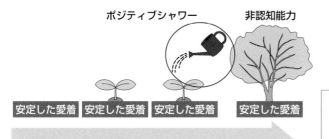

非認知能力を伸ばすために必要なもの

1．安定した愛着形成
2．ポジティブシャワー
3．体験，出会い，学びのある失敗

図Ⅳ-2-5　非認知能力を伸ばすために必要な要素

3　愛着形成とトリプルP

　トリプルPはまさに愛着形成を促進することに重点を置いたペアレントトレーニングです．グループトリプルPのセッション2「子どもの発達を促す」は17の子育て技術のうち，10の技術を取り扱っています．そのうち**表Ⅳ-2-1**の技術は特に親子の愛着を盤石なものとし，子どもの育ちを促すことを目的にしています．それはまさに，愛着形成のうえに非認知能力を育てようとしていることにほかならないといえるでしょう．愛着形成のための3つの要素（**図Ⅳ-2-3**）は，トリプルPの技術で満たすことができます．

表Ⅳ-2-1　愛着形成とトリプルP

愛着形成の要素	グループトリプルPセッション2の子育て技術
愛情	愛情を表現する
関心	子どもと良質な時を過ごす
	子どもと話す
	子どもに注目を与える
	時をとらえて教える
	アスク・セイ・ドゥを使う
前向きな注目	子どもをほめる
	子どもに注目を与える

　このように，トリプルPを実践することは，親子の愛着形成とその強化に大いに役立つのです．

4 非認知能力とトリプルP

　トリプルPのセッション1で「変化の目標」という項目があります．どんな技術を子どもに促したいかを考える課題がありますが，そこで列挙されている技術は，すべて非認知能力です．コミュニケーション力，協調性，社交性，自制心，責任感，問題解決能力です．トリプルPを学び実践することで，これらを獲得できることが期待できます．

　ここで非認知能力のうち，「やり抜く力」を育てるとき，具体的にどんなトリプルPの考え方や技術が有効なのかを考えてみましょう．夢を実現するためには，さまざまな段階があります．下記の図Ⅳ-2-6「やり抜くためのピラミッド」に示すように，大きな目標(a)を達成するためには，その前段階である小さな目標(b)を達成しなければなりません．また，その小さな目標(b)を達成するためには，具体的な目標(c)を設定し，そのための具体的な活動(d)を行うことが必要です．このように，子どもが大きな目標を達成するためには，段階を踏んだ活動を重ねることが大切です．

　夢を実現するためのプロセスにおいては，簡単には手に入らない大きな夢をもつための「強い興味や関心(ア)」，時に困難にぶつかりながらチャレンジを続け，失敗を学びに変えて歩み続けることができる「前向きな成長思考(イ)」，そして，毎日またはある程度の期間，楽しいとは言い切れないことをコツコツと続ける「自制心(ウ)」が十分育っていることが重要なのです．

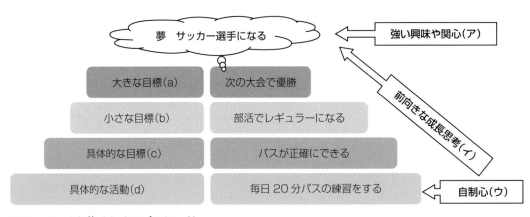

図Ⅳ-2-6　やり抜くためのピラミッド

ア 「強い興味や関心」

　安定した愛着形成ができると，子どもは外の世界に興味関心をもつことは述べました．そんな時期，子どもは好奇心を否定されたり，探求を制限されたりしなければ，自分が興味をもったことには価値があると感じます．子どもの頃の関心ごとと，ここでいう夢とは直接関係ないかもしれませんが，それでも子どもにとっては，興味を肯定される体験こそが未来の夢の実現に向けた

下地となるのです．これは前向き子育て5原則の②「前向きな学びの環境作り」を実践することから育てることができます．また，セッション2の「夢中になれる活動を与える」「時をとらえて教える」もまた，子どもの興味関心を肯定し励ますことにつながります．

イ 「前向きな成長思考」

子どもの前向きな成長思考は，「物事を前向きにとらえる習慣」と「経過に注目したポジティブシャワー(前向きな言葉掛け)」，「失敗を未来に生かすポジティブシャワー」があれば育ちます．トリプルPそのものが名前の通り前向きで，できないことではなく，できることに注目するため，「物事を前向きにとらえる習慣」が身につきます．

また，「経過に注目したポジティブシャワー」とは，前向き子育て5原則の④「現実的な期待をもつ」でもあるように，子どもの目標や親の期待値に達していなくても，現時点で現実的な期待分ができることに注目して「頑張ってるね」と声を掛けることです．また，失敗を未来に生かすには「失敗しても大丈夫」という安心感を与える必要があります．それは，広い意味での5原則①「安全で楽しい環境作り」です．安全をこころの安全と考えれば，安心して行動できる家庭や親子関係は，5原則が目指すものになります．また，失敗しても責めずに「次はどうすればいいと思う？」と考えることを促すことが「失敗を未来に生かすポジティブシャワー」になります．私は子どもに問い，答えを聞き，実行させるというプロセスがセッション2のアスク・セイ・ドゥそのものだと思います．うまくいかなければ，もう一度子どもに問い，答えを聞き，実行させる．それこそが子どもに問題解決能力という非認知能力を育てることになります．

ウ 「自制心」

自制心を育てるためには，保護者の機嫌や都合に左右されない「一貫した分かりやすいしつけ」が大事です．大人のいうことや対応が「いつも同じ」であることが，「ルールとは守るべきもの」というメッセージになります．また，大事なことは子ども自身がルールを自分で決めるか，ルールに納得することです．そうすることでルールに対する責任感が生まれ，盲目的または強制的に従うことを求められるよりも守りやすくなります．そのうえで，ルールを守ることで褒められたり，物事がうまくいく体験をしたりすると，脳内にドーパミンが放出され前頭前野の自制心だけでなく責任感も育ちます．5原則の「一貫した分かりやすいしつけ」，セッション3の「分かりやすい基本ルール」「対話による指導」「はっきりと穏やかな指示」「問題に応じた結果」「クワイエット・タイム」「タイムアウト」(第I部参照)などが有効です．

このようにトリプルPは非認知能力を育てる具体的な技術を提供しているのです(**表IV-2-2**)．

表Ⅳ-2-2　やり抜く力を育てるために必要なトリプル P の技術

やり抜く力に必要な要素	項目	子育て技術
強い興味や関心	前向き子育て 5 原則	前向きな学びの環境作り
	グループトリプル P セッション 2	夢中になれる活動を与える
		時をとらえて教える
前向きな成長思考	前向き子育て 5 原則	安全で楽しい環境作り
		現実的な期待を持つ
	グループトリプル P セッション 2	子どもをほめる
		アスク・セイ・ドゥを使う
自制心	前向き子育て 5 原則	一貫した分かりやすいしつけを使う
	グループトリプル P セッション 3	分かりやすい基本ルールを作る
		ルールが守れなかったときに「対話による指導」を使う
		はっきりと穏やかな指示を与える
		問題に応じた結果で対処する
		問題となる行動にクワイエット・タイムを使う
		深刻な問題行動にタイムアウトを使う

5　ネット依存症とは

　インターネットは，この 30 年ほどの間に急速に普及し，ネット依存症という言葉が社会で使われるようになって 10 年が経過しました．ネットにはオンラインゲームや SNS 等が含まれます．はじめは快楽をもたらしてくれていた行動ですが，だんだんその使用の仕方がエスカレートしていき，生活のなかで優先順位が上がっていきます．ネット使用が生活の中心になるため日常生活や学校・社会生活にさまざまな支障が生じ，それでも過剰使用を継続し，自分ではコントロールができなくなる状態を「ネット依存症」といいます．今やスマートフォンやゲーム機などの通信機器(以下，スマホ等)を持っている人の割合は増えており，小学生でも 4 年生以上で約 8 割，保護者のスマホ等を使っている人を含めると，4 年生以上のスマホ等使用者は 9 割を超えています．また，約 5 割の乳幼児期の子どもが自由に大人のスマホ等を触っています．保護者がスマホ等をベビーシッター代わりにしたり，しつけ目的でアプリ(例：鬼から電話)を用いています．もちろん，子どもを公共の場で静かにさせたり，保護者の手が離せないときなど，便利に違いありません．また，子どもへのしつけには適切な方法で忍耐強く取り組む必要があり，アプリが使えるのなら，それも便利に違いありません．ですが，子どもがスマホ等から離れられなくなる，リアルな人との関わりや遊ぶ機会が減少する，適切なしつけができなくなるなど，弊害は大きいように思います．

　また，スマホ等の高い所有率や利用率に伴い，子どものネット依存症が社会問題化しています．厚生労働省はキンバリー・ヤング博士が開発した 8 項目からなる「インターネット依存度テス

ト」を 2018 年の中高生約 65,000 人を対象に実施しました．その結果，1 〜 2 割の生徒である推計 93 万人（2012 年の 2 倍）がネット依存症（8 項目中 5 項目以上が当てはまる）を強く疑われました．

　一般的にネット（オンラインゲームや SNS 等）の長時間使用に関しては，子どもの心身への負の影響が強調されがちです．図IV-2-7 で示すように，ネットの過剰使用が原因で，睡眠不足になり，頭痛や腹痛，吐き気などの身体症状，脳疲労による記憶力や集中力の低下を引き起こし，けがや学力低下につながります．また，睡眠不足と精神的健康度の悪化は密接な関係があり，睡眠不足が持続すると無気力・無関心，だるさや疲れやすさ，いらだちなどの症状がみられるようになります．これらが不登校につながることもあります．

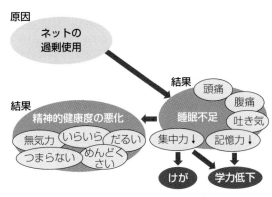

図IV-2-7　ネットの過剰使用が引き起こす負の影響

　一方で，ネットの過剰使用は原因ではなく，結果であるといった考えもあります．子どもには3 つの居場所（学校，家庭，地域）があります（図IV-2-8）が，現在では地域がネットに代わっているといえます．学校の学習についていけない，級友や先生とうまくいかなくて孤立している，いじめなどで学校に居場所がない子ども．家庭でも家族関係に悩みを抱えている，保護者の過剰な期待や過干渉などで安らぐことができず，家庭に居場所がない子ども．このように学校も家庭もストレスが大きく，居場所がない場合は，ネット・ゲームの世界が大切な癒しの場になり依存しやすくなります．そして，ネットを介して出会う大人から，保護者からもらえない優しさや共感を得ることができ，それを求めて犯罪に巻き込まれてしまうことがあります．

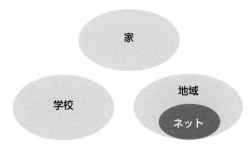

図IV-2-8　子どもの 3 つの居場所

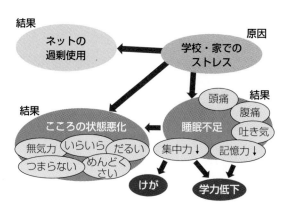

図Ⅳ-2-9　学校・家庭におけるストレスが引き起こす負の影響

　ネットの世界で夢中になることで，学校や家庭での嫌なことや苦しい現実を忘れることができます．その場合，ネットが単に楽しいからというのではなく，苦しみを軽減する目的となり，ある意味治療になります．治療としての依存症は自己治療仮説として知られています．こうなると，学校と家庭でのストレスが原因で，ネット依存症は結果になります（図Ⅳ-2-9）．こう考えると，単に取り上げるとか，ルールを作るとか，法律で規制するなどで解決できることではなく，逆に問題を抱えた子どもを追い詰め，「分かってもらえない」という絶望感を強めてしまうのではないかと危惧します．

　そしてもう1つ，依存症のメカニズムを知るために「ラットパークの実験」をご紹介します．狭いケージの中で飼育されたラットは，普通の水と依存性薬物であるモルヒネ入りの水を与えられると，モルヒネ水に夢中になり，そのうち餌も食べず，ひたすらモルヒネ水ばかりを飲み，ガリガリにやせた中毒ラットになります．しかし，実験におけるネズミの生活環境は現実の人間の生活環境とはまるで違います．そのことに気がついた研究者が「ラットパークの実験」を行いました．ラットパークとは広いケージにウッドチップを敷き，ホイールやボールなどの遊び道具を用意し，20匹ほどのラットを入れ，自由に遊び交尾もできる，ラットにとっての楽園です．するとラットはモルヒネ水を飲まず，普通の水を飲みました．ケージで飼育された薬物中毒のラットをラットパークに入れると，モルヒネ水をだんだん飲まなくなり，他のラットと遊び，餌を食べ，普通の水を飲むようになったのです．これは，依存症というのは環境が大きな原因であること，満足度の高い環境を整えれば，依存症から回復することを示しています．

　子どもにとっての学校や家庭が満足度の高い環境であれば，多くの楽しみがあり，孤立しなければ，ネットに依存する必要がなくなり，ネットが単なる楽しみの1つとしての位置づけになります．このように考えると，子どものネット依存症対策というのは，家庭を満足度の高い環境にすること，ネットを介さない多くの楽しみを子どもが見つけられることになるのではないでしょうか．

6　トリプルPがネット依存症対策としてできること

　トリプルPが目指すものは，よい親子関係をベースにした「よい家庭環境」の構築です．「よ

い家庭環境」とは安心して過ごせる家庭です．トリプルPでは子どもが楽しく夢中になって過ごせることを大切にし，そのなかで子どもが能力を伸ばしていけるように促していく技術を学びます．そして，親子関係が築けたことを前提に，ルールを守るなどのしつけをしていくことができます．トリプルPで扱う子育て技術そのものが，ネット依存症対策になっているといっても過言ではありません．

ですから，トリプルPを単なる子育てプログラムとして紹介するだけでなく，ネット依存症対策としてのトリプルPといった切り口で，紹介・啓発していくとさらに注目され，必要な方々に提供できるのではないでしょうか．最近はグループトリプルPに参加される保護者のなかに，子どもが動画視聴をやめられず，かんしゃくを起こす，オンラインゲームに夢中になって宿題などやるべきことが終わらない，親子で言い争いが絶えずあり，疲弊している，父親もオンラインゲームが好きで，子どもと一緒に楽しんでおり，両親で一貫した対応が取れない，母親だけオンラインゲームの話に入れず孤立する，などの話をよく聞きます．

トリプルPに参加された保護者で，子どもが動画（You Tube）を1日中視聴してやめられない4歳女児を育てる母親のGさんがいました．Gさんの子どもは何時間も見続けるので取り上げると，「ゆーちゅーぶ見せろ，くそばばあ！家出するぞ！」とよく暴言を吐いたり暴力をふるってきたりしていました．子どもが朝早くに起床し，薄暗い部屋のなかで父親のスマホを操作する様子は戦慄を覚えたといいます．トリプルPでは「子どもと良質な時をすごす」「子どもと話す」「愛情を表現する」「子どもを褒める」を徹底的に行い，動画視聴以外の活動として親子で一緒におやつを作ったり，おもちゃで遊ぶことに取り組みました．そして動画視聴に関しては「分かりやすい基本ルールを作る」「対話による指導」などを実践しました．ルールは動画を視聴したいときは「ママ，見てもいい？」と許可を得ること，1回15分までにすること，1日5回までにすることなどにしました．トリプルPが終了するときには1日2回程度使用するくらいで，かんしゃくもなくなり，親子で一緒に楽しく遊ぶ時間も増えたそうです．Gさんもあまりの変わりように驚かれていました．

子どもの年齢が低いと，トリプルPの技術を用いることで比較的うまくいくことが多いようです．しかし，子どもが大きくなり，学校生活に支障が出るなどネット依存症が疑われる場合は簡単にはいきません．このような問題に対応するために，ファシリテーターはネット（オンラインゲームやSNS等）やネット依存症への理解およびトリプルPの適切な応用方法の考案などが求められると思います．

香川県で作成したネット・ゲーム依存症回復プログラム「i Swing サポーターガイド」（テキスト名）では，ネット依存症の基礎知識に加え，依存症支援のコミュニケーション方法を提示しています．そこには「前向きなコミュニケーション方法」と題して，トリプルPのセッション2に含まれる内容もあります．トリプルPの子育て技術は，このような専門分野でも活用することができるのだと改めて感心します．発達障害もそうですが，問題行動の背景となる事柄について専門知識をもつことで，保護者に適切な助言や正しい理解と気づきの促しができるのではないでしょうか．今後はネット依存症を含む子どもを理解するための学びの場を数多くもち，ファシリテーターとしてスキルアップができることが期待されます．

【鈴木裕美】

索 引

● 和 文 ●

―「ちょっと困った」から「発達障害かな？」まで―

トリプルP ～前向き子育て17の技術～　改訂第2版　ISBN978-4-7878-2539-1

2022年 5 月 2 日　改訂第 2 版発行

※前書
「ちょっと気になる」から「軽度発達障害」まで
トリプルP ～前向き子育て17の技術～
　　　2010年 9 月20日　初版第 1 刷発行
　　　2013年 4 月15日　初版第 2 刷発行
　　　2015年10月10日　初版第 3 刷発行

編　集　者　加藤則子／柳川敏彦
発　行　者　藤実彰一
発　行　所　株式会社　診断と治療社
　　　　　　〒100-0014　東京都千代田区永田町 2-14-2　山王グランドビル 4 階
　　　　　　TEL：03-3580-2750（編集）　　03-3580-2770（営業）
　　　　　　FAX：03-3580-2776
　　　　　　E-mail：hen@shindan.co.jp（編集）
　　　　　　　　　　eigyobu@shindan.co.jp（営業）
　　　　　　URL：http://www.shindan.co.jp/

イラスト　　アサミナオ
印刷・製本　広研印刷株式会社

©診断と治療社, 2022. Printed in Japan.　　　　　　　　　　　［検印省略］
乱丁・落丁の場合はお取り替えいたします．